Presenting Your Case

쉽게 배우는 병력청취와 증례발표

A Concise Guide
for Medical Students

Simple Series

Presenting Your Case
쉽게 배우는
병력청취와 증례발표

첫째판 1쇄 인쇄 | 2024년 06월 10일
첫째판 1쇄 발행 | 2024년 06월 20일

지 은 이 Clifford D. Packer
옮 긴 이 조희근
발 행 인 장주연
출 판 기 획 김도성
책 임 편 집 이민지, 김형준
편집디자인 김영준
표지디자인 김재욱
발 행 처 군자출판사(주)
등록 제4-139호(1991. 6. 24)
본사 (10881) 파주출판단지 경기도 파주시 회동길 338(서패동 474-1)
전화 (031) 943-1888 팩스 (031) 955-9545
홈페이지 | www.koonja.co.kr

First published in English under the title
Presenting Your Case; A Concise Guide for Medical Students
by Clifford Packer, edition: 1

ISBN 979-11-7068-132-8
정가 30,000원

Presenting Your Case

쉽게 배우는
병력청취와 증례발표

A Concise Guide
for Medical Students

서문

저는 19년간 내과 임상실습 책임자로 일한 경험을 바탕으로 증례발표가 의과대학 3학년 학생들에게 진정한 통과의례임을 깨닫게 되었습니다. 간결하면서도 사려 깊은 구두발표 역량의 함양은 기초에서 임상의학 교육으로의 전환기에 중요한 교육과정입니다. 그러나 안타깝게도 발표를 잘하는 방법을 배우는 것은 어려운 과제입니다. 우선, 모든 지도 전문의는 구두발표의 내용과 구성에 대해 약간씩 다른 기대를 갖고 있습니다. 두 번째로 학생은 다양한 발표 스타일 및 형식을 완벽하게 숙지해야 합니다. 예를 들어 이송된 환자와 외래에서 직접 입원한 환자에 대한 발표 내용은 다르며, 병동, 응급실 및 외래 진료실에서의 발표에 필요한 구성도 모두 다릅니다. 그리고, 학생들은 자신의 역할을 사실관계와 데이터를 발표하는 데 그치는 수동적인 포지션으로 한정 짓는 경향이 있지만, 지도 전문의와 레지던트들은 감별진단 및 치료계획에 대한 충실한 토론과 발표를 기대합니다.

구두발표 역량을 신속하게 향상시킨 학생들은 전체 팀 구성원으로 인정받고 추가적인 권한과 책임을 부여받습니다. 구두발표에 어려움을 겪는 학생들은 종종 체계적이지 못하고 의학적 지식이 부족한 것으로 평가받습니다. 이런 학생들은 임상실습 성적은 물론 전공수련 과정의 선택지에 대해 걱정하게 되며, 이 때문에 더 많은 수행불안(performance anxiety)과 혼란에 시달리게 됩니다. 저는 학생들이 증례발표를 하면서 말 그대로 불안에 몸부림치는 것을 지켜봐 왔습니다. 이런 일은 결코 있어서는 안 됩니다.

저는 구두 증례발표에 대해 분석하고 이해하기 쉽게 설명함으로써 의과대학 3학년 학생들의 자신감을 향상시키고 병동에서 처음으로 증례발표에 임할 때의 불안감을 줄여주기 위해 이 책을 썼습니다. 저는 구두 증례발표의 중요성을 깊이 이해하고 학생들에게 현명한 충고를 하는 Rachel K. Sobel의 다음 일화에서 영감을 얻었습니다.

> 능숙함에는 항상 시간이 필요합니다. 더 많은 경험을 통해 구두발표는 더 이상 데이터 수집의 체계적 연습이나 빈칸 메꾸기 정도로 느껴지지 않게 될 것입니다. 때가 되면, 발표는 아름다운 대화의 시작이 될 것입니다.

'아름다운 대화'는 구두 증례발표에 대한 완벽한 목표지향적 정의입니다. 증례발표는 일방적인 발표회가 아니며, 전자 의무기록으로 누구나 접근할 수 있는 정보 및 수치의 목록 이상입니다. 어느 시점부터 증례발표는 대화 형식의 아이디어 교환의 형식으로 이루어져야 합니다. 증례발표는 교육, 배움 그리고 환자관리에 대한 토론이어야지, 체크리스트와 딱딱한 발표원고여서는 안 됩니다. 임상실습 담당자는 교육 첫날 학생들에게 이렇게 말해야 합니다. "그냥 이야기해 보세요. 그런 다음에 선생님의 생각을 말씀해 보세요."

이 책을 읽는 독자들은 저의 구두 증례발표와 관련 주제에 대한 접근법이 주로 저의 임상실습 책임자로서의 경력에 기반한 경험적인 것임을 곧 알게 될 것입니다. 저는 교육이론과 관련한 가장 훌륭한 논문조차 읽지 못하는 근본적인 한계를 안고 있기 때문입니다. 그렇지만 저는 이 책에 SNAPPS와 SOAP-V와 같은 간단한 이론적 틀을 포함시켰는데, 이는 학생들이 본인의 증례발표에 쉽게 적용할 수 있는 실용적이고 유용한 도구입니다. 나머지 내용은 실제이거나, 합성했거나 또는 가상의 학생 증례발표의 혼합물이며, 감별진단, pimping, 고가치 의료(high value care) 그리고 신기술이 증례발표에 미치는 영향과 같은 주제에 대한 몇 가지(아마도 주제와 관련이 있을 것으로 여겨지는) 여담도 함께 다룹니다.

이 책을 만드는 데 도움을 주신 여러분들께 감사의 말씀을 드립니다. 제 친구이자 재향군인회 동료인 Dr. Thomas Hornick은 원고의 여러 장을 친절하게 읽어주고 유용한 의견과 격려를 해주었습니다. 현재 워싱턴 대학의 주목받는 수석 레지던트인 Dr. Jeffrey Krimmel Morrison 박사는 대학생 시절 저에게 보낸 이메일에서 결단력에 대한 그의 통찰력 있는 견해를 이 책에 쓸 수 있도록 기꺼이 허락해 주었습니다(11장 참조; 그의 견해는 이후 크게 바뀌었습니다!). Springer의 훌륭한 기획 편집자인 Diane Lamsback은 도판과 저작권 확보에 큰 도움을 주었고, 일정에 맞춰 책을 완성할 수 있도록 저를 지원해 주었습니다. 마지막으로 10개월 동안 저녁과 주말을 컴퓨터 앞에서 보내는 저를 인내심을 갖고 기다려주고 지지해 준 아내 Marie에게 감사의 말씀을 전하고 싶습니다.

Cleveland, OH, USA
Clifford D. Packer, MD, FACP
December 30, 2018

역자 서문

모든 의료인에게 환자 관리에 있어 가장 중요한 일은 병력을 상세하게 청취하고 여러 종류의 신체검진을 한 후 진단 및 치료계획을 수립하는 것입니다. 이런 진찰 과정을 논리적 사고의 흐름에 따라 수행해서 정확한 의사결정을 내릴 수 있을 때 비로소 의료인의 전문지식이 의미를 갖게 됩니다. 그렇지만, 통상 의료인을 양성하는 교육과정에서는 정밀한 병력청취를 통해 진단에 이르는 과정을 상세하게 다루지 않는 편입니다. 교과서는 다양한 질환에 대한 정보를 제공하지만, 그 정보를 어떻게 수집하고 활용해야 하는지에 대해서는 자세하게 설명하지 않습니다. 수업과 시험을 통해 수많은 증상과 징후, 검사항목에 대해 암기하지만 이들이 구체적으로 어떤 예측력을 갖는지에 대해서도 구체적으로 듣지 못한 상태에서 진료에 임해야 합니다. 그래서, 많은 임상실습 학생과 갓 면허를 취득한 초보 의료인들은 계속되는 시행착오를 통해 병력청취 및 증례기록의 기술을 습득해 나가게 되는 것이 보통입니다.

《SIMPLE 쉽게 배우는 병력청취와 증례발표》는 위와 같은 목마름을 가지고 있었던 초보 의료인과 학생들에게 좋은 지침이 될 수 있는 책입니다. 저는 기존에 증례보고를 작성하고 발표하는 방법에 관심을 갖고 있는 동료 선생님들을 위해 《SIMPLE 쉽게 배우는 증례보고 작성법》이라는 책을 번역하여 소개드린 적이 있습니다. 이번에 새로 소개드리는 책은 앞서 출간한 증례보고 작성법의 보완 자료로써 기획된 것이었습니다. 그런데, 번역작업을 해나가면서 원서를 조금 더 자세히 살펴보니 얇은 분량이지만 감별진단의 기법, 의무기록 작성과 관련된 지침까지 넓은 분야를 다루고 있어 기대했던 것보다 더 훌륭한 책임을 알 수 있었습니다. 이 책은 초보 의료인 또는 임상실습을 시작하는 학생들이 진료에 임하면서 갖추고 있어야 할 역량, 그리고 그 역량을 함양하기 위해 준비해야 할 거의 모든 내용을 친근하고 위트 있게 설명해 주고 있습니다. 저부터도 원서를 한 줄 한 줄 읽으면서 한 명의 의료인으로서 얼마나 많은 것들을 놓치고 있었는지, 좋은 선생님으로부터 다시 지도받는 듯한 느낌을 받았습니다. 아무쪼록 이번에 소개드리는 번역서가 동료와 후배 선생님들께 시행착오를 줄일 수 있는 이정표의 역할을 할 수 있다면 더 바랄 나위가 없겠습니다.

이 책은 기본적으로 미국 수련병원 교육담당 지도 전문의의 경험을 바탕으로 저술된 책입니다. 때문에, 보건복지부의 보건의료 용어표준(https://www.hins.or.kr/index.es?sid=a0)을 따라 번역하기 위해 노력하였습니다. 그러나, 원서의 문체가 학술서라기보다는 에세이 형식을 취하고 있기 때문에 문장의 맥락, 어감 등을 고려하여 표준 용어의 일관성을 포기하고 번역한 부분도 있습니다. 원저자의 훌륭한 문장을 그대로 옮기기 위해 교정과 대조를 거듭하며 많은 노력을 했습니다만, 전문 번역가가 아닌 저 개인의 역량 부족으로 오역은 물론 의도와 다른 오기가 여전히 남아있을 것이라 생각합니다. 독자분들께서 책을 읽다가 이런 문제를 발견하시면 저의 업무용 메일(kmdjhg@hanmail.net)로 제보해 주시기를 부탁드립니다.

한 의료인으로서 이런 책을 번역할 기회를 얻은 것은 참 영광스러운 일입니다. 값진 일을 맡겨 주신 군자출판사 장주연 대표님, 번역하는 과정 전반에 아낌없는 지원을 해주신 김도성 차장님, 읽어나가기 어려운 상태의 초고를 성심성의껏 교정해 주신 이민지, 김형준 선생님을 비롯하여 이 책의 출간을 도와주신 모든 분들께 감사드립니다. 마지막으로 제가 끝까지 잡아내지 못했던 최종고의 수많은 문제점들을 날카롭게 살펴준 아내 백은혜 선생에게 진심 어린 애정과 감사의 말씀을 전합니다.

2024년 6월

옮긴이 조희근

목차

제1장

좋은 증례발표의 중요성 및 학생들이 발표에 어려움을 겪는 이유

아침 회진

병동의 바쁜 아침이다. 밤새 여러 신규 환자가 입원해 병동은 만원이다. 지도 전문의가 도착해 팀원들과 인사를 나누고 칠판에 적힌 새 환자들의 명단을 훑어본다. "모두들 안정된 상태인가요?" 선임 레지던트가 고개를 끄덕인다. "좋아요, 그럼 시작합시다."

선임 레지던트가 첫 번째 신규 환자로 어젯밤 늦게 호흡곤란 증세로 내원한 노인 쪽으로 안내한다. 3학년 학생이 서류 뭉치를 꺼내서 읽기 시작했다. "환자는 83세 남성으로 호흡곤란 증상을 보였으며, 날카로운 가슴 통증과 심한 가려움이 있는 목 뒤쪽의 새로운 발진(rash)이 동반 증상입니다. 제 생각에는 곰팡이성 발진인 것 같습니다. 최근에 허리 통증도 악화되었지만, 이는 만성 소견입니다. 하지 직거상 검사 소견이 음성이었는데, 제가 제대로 진찰했는지는 잘 모르겠습니다. 다만, 가장 중요한 것은 호흡 곤란입니다. 환자는 천명음(wheezing)이 없다고 말했지만, 폐음 청진을 해보니 저는 호기성 천명음이 들렸던 것 같습니다. 또 환자는 약간의 황색 객담을 동반한 기침을 하지만 수포음(rales)이나 에고포니(egophony)는 전혀 없습니다. 폐렴은 아닌 것 같아요. 열도 없었습니다. 발목이 약간 부어있고, 최근 일주일에 두 번 정도 속

쓰림을 호소하고 있습니다."

"2주 전에 심부전으로 입원한 것은 어떻게 되나요." 인턴이 도움을 주기 위해 끼어들었다.

"그건 과거력으로 기록해두었습니다." 학생이 말했다. "고혈압, 2형 당뇨병, 좌심실 수축기능이 보전된 심부전(heart failure with preserved ejection fraction), 대동맥 협착증, 통풍, 요통, 서혜부 탈장, 사타구니 낭종이 있습니다. 환자분은 2주 전에 다른 병원에 심부전으로 입원했었습니다. 그쪽 병원에서 Lasix(역자 주- furosemide의 상품명)를 처방했는데 체중이 9.1 kg이나 줄었어요."

"그런데 환자분은 간밤에 6.8 kg 정도 체중이 다시 늘었습니다. 게다가 three pillow orthopnea와 PND가 있고 하지 부종도 심해지고 있어요."라고 인턴이 덧붙였다.

"그 이야기를 깜빡했네요."라고 학생이 말했다. "계통문진(review of systems) 시에 환자분은 한동안 흑색변을 봤다고 했습니다. 요통 때문에 ibuprofen 800 mg을 하루에 세 번 또는 그 이상 복용하고 있습니다. 또 환자분은 3주 전쯤 왼쪽 손목에 통풍발작이 있었던 것으로 생각하고 있고, 일주일에 세 번 정도 긴장성 두통이 있다고 합니다."

"한 가지 더요." 인턴이 덧붙였다. "헤모글로빈 수치가 한 달 전의 12.3에서 어젯밤 입원 당시에 6.2로 떨어졌습니다."

"네, 맞습니다." 학생이 말했다. "상복부에 심하지 않은 압통이 있었고, 복진 시에 약간의 반동이 느껴졌습니다. 제가 잘 진찰했는지 확신할 순 없지만 활동성 장음(active bowel sounds)을 들었습니다."

물론 아무리 인내심이 많은 지도 전문의라도 지금쯤이면 이런 두서없고 산만한 발표를 여러 번 중단시켰을 것이다. 호흡곤란은 언제부터 시작되었나? 호흡곤란이 진행되어 환자의 활동에 제한이 생겼나? 최근에 여행, 수술 또는 고정(immobilization)을 한 적이 있는가? 흡연력은 있는가? 날카로운 흉통은 늑막염에 동반된 것인가? 통증은 흉골 아래쪽이었나, 운동성이었나? 휴식이나 니트로클리세린으로 완화되었는가? 호흡곤란, 오심, 발한이 동반되는가? 최근 입원과 심부전 병력에 대해 또 무엇을 알고 있는가? 대동맥 판막 부위는 어떤가? 입원은? 혈변은 얼마나 오래 지속되었는가? 상부 또는 하부 위장관 출혈이나 철결핍성 빈혈 과거력이 있는가? 최근에 내시경을 받지는 않았는가? 활력징후 및 나머지 신체검진 소견은 어떠했는가?

이 학생의 구두 증례발표의 문제점은 무엇이었을까? 현병력(history of present illness, HPI)에서 가장 중요한 요소인 타임라인이 혼란스럽고 불완전하다. 전반적인 구성도 산만하다. 몇몇 중요한 내용은 빠져있고, 사소한 세부 사항에 부적절하게 초점을 맞추는 등 편집이 부실하다. 중요한 증상에 대한 설명은 형편없고 불완전하다. 서술은 종종 주관적이었다가 객관적인 평가로 건너뛰며, 학생의 자신감 부족이 드러나는 불확실함과 자기비판이 많다. 이 시점에서 지도 전문의는 아마도 전체 이야기를 듣기 위해 인턴에게 질문을 던질 것이다. 인턴은 병력청취 및 신체검진(H&P)의 중요한 부분을 채워주고, 사려 깊은 선임 레지던트는 환자가 현재 대동맥 협착증으로 인해 악화되었을 가능성이 있는 아급성 NSAID 유발 상부 위장관 출혈로 인해 고박출성 심부전

(high-output heart failure)이 발생했을 것이라는 가설을 제시한다. 학생은 이 논의에 끼지 못한다.

이것은 '실제' 증례발표가 아니라 내가 21년간 재향군인병원 지도 전문의로서 들었던 수많은 형편없는 구두발표를 종합한 것이다. 많은 학생들, 심지어 똑똑한 학생들조차도 너무 많은 생각과 과도한 분석을 담아 발표하는 경향이 있다. 학생들은 모든 결과를 설명하고, 옆길로 새며, 결국 명확한 진단경로의 제시 없이 발표를 흐지부지 마무리한다. 그들은 증례발표가 환자의 병력과 객관적 소견을 일목요연하게 서술하고, 타임라인에 따라 구성하며, 논리적으로 진단에 도달해야 한다는 사실을 깨닫지 못한다. 다시 말해, 증례발표는 학생이 환자의 병에 대해 설명하고 그 병이 무엇이라고 생각하는지에 대해 주장을 펼치는 자리이다. 이런 발표는 자기의심과 형이상학적 불확실성에 대한 햄릿의 독백 같은 것이 되기 위한 게 아니다. 증례발표는 잘 뒷받침되는 주장으로 이어지는 정보들의 구조화된 낭독(structured recitation)이다.

한편 아침 회진에서는 무슨 일이 일어났을까? 하루가 지지부진하게 시작되고 있다. 첫 번째 신규 환자의 전체 일화를 파악하기 위해서는 많은 역추적이 필요했다. 학생은 자신의 증례발표에서 무엇이 잘못되었는지 잘 모른다. 그는 피드백을 요청해야 할지 고민한다. 회진이 계속되면서 여러 명의 복잡한 환자를 보고 관리 계획에 대한 논의가 이루어진다. 학생은 토론을 따라가려고 노력하지만 실패한 자신의 증례발표에 대해 계속 고민하면서 점점 더 집중력을 잃고 위축된다. 그는 내과에 들어가 심장내과 지도 전문의가 되고 싶지만, 실습성적에 대한 걱정이 앞서기 시작한다.

학생들이 어려움을 겪는 이유

구두발표의 역설적 특성은 좋은 발표에 대한 묘사에 드러난다: *빈틈없으면서도 간결하고, 초점이 분명하면서도 충분히 포괄적이며, 관련된 모든 양성, 음성 소견을 포함하고, 초기 감별진단은 광범위하지만 적절하게 좁혀진다.* 구두발표의 인지적 어려움은 설명과 주장이 혼합되어 있다는 점에서 비롯된다. 발표자는 증례에 대한 간결하면서도 분명한 초점을 갖추고 잘 편집된 설명을 제공하는 동시에 특정 진단에 대한 논거를 제시해야 한다. 이를 위해서는 탄탄한 기반지식 및 감별진단 기법이 필요하다. 새로 임상실습에 진입한 학생들은 일반적으로 기초과학 관련 지식은 충분하지만 임상지식과 감별진단 기술이 부족하다. 이들은 데이터 수집가로서 훈련받았다. 임상실습의 기능은 이런 데이터 수집가들을 날카로운 임상적 사고력을 갖춘 의사로 만드는 과정을 시작하는 것이며, 구두 증례발표는 이 중요한 전환의 신호탄이다. 증례발표를 완전히 익힌 학생들은 더 많은 책임을 맡아 기여할 준비가 된 것으로 인정받는다.

구두 증례발표는 학생들에게 큰 스트레스가 될 수 있다. 증례발표는 참을성이 없고 잠재적으로 적대적인 청중 앞에서 펼치는 일인극이다. 무대 공포증은 혼란과 무질서로 이어질 수 있다. 지도 전문의와 레지던트들은 수시로 발표를 중단시킨다. 응급실에서의 실습학생 구두 증례발표를 관찰한 연구에 따르면 분당 0.75회, 발표당 평균 2.49회의 중단이 발생하는 것으로 나타났다.[1] 아무리 잘 준비된 학생들이라도 질문에 답하거나 소견을 확장해 나가는 과정에서 반복적으로 발표가 중단되면 당황할 수 있다.

하지만 발표현장에서의 스트레스 외에도 학생들이 어려움을 겪는 가장 큰 이유는 준비가 되어있지 않기 때문이다. Kurt Kroenke는 1985년에 "증례발표는 보편적으로 요구되는데도 제대로 교육되지 않고 있다."고 지적했으나,[2] 이후에도 이런 상황에 별다른 변화가 있는 것 같지는 않다. 나는 18년 동안 임상실습 책임자로 근무하면서 실습 첫 주에 간결하고 체계적인 구두발표를 할 준비가 되어있는 학생은 암탉의 이빨만큼이나 드물다는 사실을 관찰해 왔다. 이는 모든 학생들이 주소증, 현병력, 과거력과 수술력, 약물력, 알레르기, 가족력, 사회력, 계통문진, 신체검진, 검사실 및 영상 검사의 결과, 평가, 진료계획 등 발표의 기본 구조와 순서를 알고 있지만 데이터의 우선순위를 정하고, 편집하고, 초점을 맞추는 방법을 모르기 때문이다. 학생들은 환자에 대해 알게 된 모든 것, 즉 병력의 모든 세부사항 및 신체 소견을 설명해야 할 것만 같은 엄청난 압박감을 느끼며, 종종 별도의 순서나 소견 간의 관련성에 대한 고려 없이 발표를 쏟아내는 경우가 많다. Kroenke는 그의 증례발표에 대한 훌륭한 에세이[2]에서 "예술적인 발표는 정확한 사실을 적절한 순서에 따라 선택적으로 강조하는 것"이라고 썼다. 그는 이리저리 옮겨 다니며 방황하는 것, 그리고 모든 소견에 동일한 시간을 할애하는 것이 학생의 발표에 악영향을 미친다고 설명한다. 그는 계속해서 "효과적인 발표는 그다지 민주적이지 않다."고 말한다.

> …관련성 있는 내용을 발표하십시오. 당신이 쓴 글의 세부적인 내용을 그대로 읽어 내려가지 마십시오. 망막 동맥이나 외피에 대한 장황한 설명은 피하십시오. 청중에게 정상혈당, PR간격, 일반화학검사의 20개 수치를 설명하지 마십시오. 비정상적인 소견, 혹은 정상이더라도 활동성의 문제와 관련된 소견에 집중하세요. 나머지 결과에 대해서는 정상이었다는 간결한 설명으로 충분합니다.[2]

학생들은 이런 교훈을 병동에서 서서히, 때로는 고통스럽게 배우게 되며, 대다수 학생들은 임상실습을 마칠 무렵에는 환자에 대한 발표를 비교적 잘 해낼 수 있게 된다. 문제는 일부 학생의 경우 발표실력 향상이 무척 느려 평가자에게 체계적이지 못하거나 의학지식이 부족한 것으로 인식된다는 점에 있다. 지도 전문의가 학생이 신체검진을 수행하고 직접 환자를 진료하는 과정을 모두 관찰할 수는 없기에[3] 구두 증례발표는 학생 임상역량을 평가하는 중요한 기준이 되는 경우가 많다. 학생들은 이 사실을 잘 알고 있으며, 그 중요성이 크다는 것을 이해하기 때문에 증례발표에 엄청난 시간과 에너지를 쏟는다. 증례발표의 정확한 형식과 기능을 이해하지 못하는 학생의 경우, 지나치게 길고 불안에 휩싸인 발표를 하게 되어 회진 시 지도 전문의에게 지적을 받을 수 있다. 이때 대부분의 학생들은 지도를 요청하며 결국에는 집중력 있고 간결한 발표를 할 수 있게 된다. 이 과정은 보통 몇 주가 걸린다. 표 1.1은 현재 내가 가르치는 실습생들에게 로테이션 중간평가 중 스스로 개선해야 할 영역에 대해 물었을 때 응답한 내용들이다.

표 1.1 "자가 평가와 피드백을 바탕으로 남은 로테이션 기간 동안 개선하기 위해 노력해야 할 영역을 하나 이상 파악하십시오." (2018년 1-3월, 로테이션 중간 학생 자가 평가에서 발췌)

저는 발표 구성과 표현을 개선하기 위해 노력해 왔습니다. 전체적인 순서는 정해져 있지만, 가끔은 좀 더 명확하게 전달하고 관련된 세부사항에 집중할 수 있었으면 좋겠다는 생각이 들었습니다. 원래는 발표의 완성도를 높이기 위해 노력했지만, 최근에는 모든 세부사항을 나열하는 대신 보다 급성/활동성 소견에 초점을 맞추어야 한다는 피드백을 받았습니다. 또한 진단평가/진료계획 능력도 계속 향상시키고 싶습니다.
제 발표는 너무 길고, 이를 줄이기 위해 노력하겠습니다.
저는 구두발표를 체계적인 방식으로 해내기 위해 계속 노력하고 있습니다.
남은 일정 동안 개선하고 싶은 한 가지 영역은 구두발표에서의 진단평가를 발전시키는 것입니다.
제 발표를 개선시키고 싶습니다.

저는 저의 진단평가, 진료계획 및 감별진단을 계속해서 개선하고 싶습니다. 현재 제 발표 내용을 양성 소견과 음성 소견으로 분류하려고 노력하고 있으며, 입원기간 동안 관리해야 하는 환자의 모든 문제를 포함할 수 있도록 진단평가/진료계획 부분을 개선하려고 노력 중입니다.

이 의견들은 모든 학생들이 6주간의 입원환자 로테이션을 시작한 지 3-4주가 지난 시점에 수집되었다. 증례발표는 많은 학생들에게 임상실습의 막바지에 접어들어서도 계속되는 고민거리임이 분명하다.

이것은 정상적인 통과의례이며, 구두발표에 숙달되기 위한 노력은 장기적인 마음의 상처로 남지 않는다고 주장하는 이도 있을지 모르겠다. 하지만 이 중요한 기술을 왜 이렇게 마구잡이로 산만하게 교육하는가? 왜 학생들은 산-염기 생리와 스탈링 곡선의 미묘한 차이는 이해하면서, 효과적인 증례발표를 구성하는 데 불필요한 어려움을 겪을까? 이 책의 목적은 학생 증례발표에 대해 이해하기 쉽게 설명하여 강의실에서 병원으로의 어려운 이행을 좀 더 쉽게 만들어주는 것에 있다. 2-7장에서는 다양한 유형의 구두발표와 구성, 현병력에서 타임라인의 중요성, 발표의 초점을 맞추고 편집하는 방법, 엄밀한 진단평가와 실행 가능한 진료계획을 작성하는 방법에 대해 설명한다. 8장에서는 감별진단에 대한 상세하고 실용적인 접근 방식을 제공한다. 9장에서는 구두발표에서 문헌을 효과적으로 인용하는 방법을 설명한다. 10장에서는 SOAP-V라는 간단하고 혁신적인 방법을 사용하여 진료비를 포함한 고가치 의료(high value care)에 대한 논의를 추가하는 방법을 설명한다. 11장에서는 회진에 참여하고 진료 토론 및 의사결정에 참여하는 방법을 설명한다. 12장에서는 회진 시 학생을 대상으로 공격적이고 때로는 불공정한 질문을 하는 'pimping'이라는 악명 높은 문제를 다룬다. 13장에서는 유용하고 매력적인 5분 강연을 준비하고 전달하는 방법을 설명한다.

마지막으로 14장에서는 기술과 문화의 변화가 증례발표의 미래에 미치는 영향을 살펴본다.

이 책을 읽으면서 이해해야 할 핵심은 지성, 연민, 휴머니즘, 끈기, 성실성, 창의성 등 당신을 훌륭한 의사로 이끌어줄 특성이 실습에서도 똑같은 성공과 성취를 안겨줄 것이라는 점이다. 영국의 수필가이자 문학 평론가인 Walter Pater는 "이 단단하고 보석 같은 불꽃으로 항상 타오르는 것, 이 황홀경을 유지하는 것이 삶의 성공이다."[4]라고 썼다. 이 책에서 제공하는 지침과 조언이 도움이 될 수는 있겠지만, 의사의 삶에서 열정과 이상주의를 대신할 수 있는 것은 없다. 회진 시 의견을 말하고, 토론에 참여하고 책을 읽고 질문해서 호기심을 충족하시라. 환자의 입장을 대변하시라. 환자의 고통과 불안을 치료하고, 그들에게 무슨 일이 일어나는지를 이해하고 있는지 확인하고, 치료 목표에 대해 물어보라. 지성을 활용하고 창의적으로 생각하며, 도움이 된다고 생각하면 실험적인 치료법이나 새로운 접근방식을 옹호해 보라. 당신의 증례를 잘 소개하면, 다른 이들이 경청할 것이다.

참고문헌

1. Yang G, Chin R. Assessment of teacher interruptions on learners during oral case presentations. Acad Emerg Med. 2007;14(6):521-5.
2. Kroenke K. The case presentation. Stumbling blocks and stepping stones. Am J Med. 1985;79(5):605-8.
3. Schiller J, Hammoud M, Belmonte D, Englesbe M, Gelb D, Grum C, et al. Systematic direct observation of clinical skills in the clinical year. MedEdPORTAL. 2014;10:9712.

4. Pater W. Studies in the history of the renaissance. New York: Oxford University Press; 2010.

제2장

구두 증례발표의 준비

의학은 불확실성의 과학이자 확률의 예술이다.

William Osler

입원 병력청취 및 신체검진(Admission H&P) vs. 구두 증례발표

병동에서 신환을 소개할 때 종종 학생들은 회진에 참여하는 팀원들에게 환자의 전체 병력과 신체 소견을 그대로 읽어주는 것을 최선이라 생각한다. 학생들은 구두발표를 규칙에 따른 엄격한 임상데이터의 낭독이라고 생각하는 반면, 교수진들은 데이터를 활용하여 진단과 치료계획을 수립하는 유연한 의사소통이라 여긴다.[1] 학생이 원고를 읽어 내려가는 동안 인턴은 한숨을 쉬면서 핸드폰을 두드리고 선임 레지던트는 컴퓨터에 처방을 입력하기 위해 고개를 돌리며, 지도 전문의는 1-2분 정도 의례적인 태도로 듣다가 진단과 환자의 치료계획 수립에 필요한 중요 정보에 대한 질문세례를 퍼붓기 시작한다. 환자와 2시간을 보내면서 병력청취와 신체검진에 많은 노력을 들인 학생은 성실함을 보여줄 기회를 잃었다는 생각에 속이 상했다. 발표를 학생이 해내는 것이 아니라, 지도 전문의가 진행하는 모양새다.

이런 일은 임상실습 초반에 흔한 풍경이다. 학생은 구두 증례발표가 입원 병력청취 및 신체검진과 범위, 구성, 목적이 모두 다르다는 사실을 아직 배우지 못했다. 입원 병력청취 및 신체검진은 환자의 병력, 전신의 진찰, 알레르기 유무, 약물력, 가족력, 사회력, 계통문진에 대한 세심하고 자세한 서면 보고서다. 이는 새로운 환자에 대해 모든 의료진이 참조할 수 있는 기본정보를 담은 중요한 기록보관소 역할을 한다. 반면에 구두발표는 필수 임상정보를 제공하고 특정 진단에 대한 논거를 구축하는 일에 초점을 맞춘 면밀한 편집물이다. 여기에는 병력청취 및 신체검진에 대한 간결하면서도 초점이 분명한 요약을 비롯하여 감별진단과 대처방안에 대한 논의가 포함된다. 이 문서는 모든 것을 포괄하고 기록하기 위한 것이 아니라, 본질적으로 증례에서 관찰된 사실에 근거한 가설인 동시에 주장이다. 이는 청자들에게 정보를 제공할 뿐 아니라 설득하려는 의도가 담겨있다. 달리 말하자면, 학생이 발표하는 동시에 방어하는 논문이라 할 수 있다. 이 과정은 활기차고 유연하며 토론이 가능하다.

SOAPS 방법[2]은 구두 증례발표를 이해하고 접근하는 데 유용하다. 저자들은 북미 임상실습 책임자와 임상교수를 대상으로 의과대학 3학년 학생들의 신환 구두 증례발표 시 가장 유용한 내용에 대해 설문조사를 수행하고 이를 바탕으로 구두 증례발표의 교육과 평가에 필요한 구조화 기법을 개발했다. 연구팀은 효과적인 구두 증례발표의 5가지 필수요소를 확인했다:

- **Story:** 구두 증례발표는 임상정보의 요점을 설명한다.
- **Organization:** 청자가 예상하는 내용을 사실에 근거하여 설명한다.
- **Argument:** 구두 증례발표는 진단평가 및 치료계획에 대한 사례를 제시한다.

- **Pertinence:** 구두 증례발표에는 진단평가 및 치료계획 관련 정보만을 포함한다.
- **Speech:** 구두 증례발표 시에는 명료한 설명을 제시한다.

저자는 SOAPS 구두 증례발표의 구성 요소에 대해 자세히 설명한다.

- **Story**란 '사실'을 일관된 서사로 요약하여 엮어내는 것을 말한다. Story란 질환 소견, 시도된 중재 및 환자 해석을 시간순으로 설명하는 것이다. 학습자는 가장 현저한 증상을 충분히 설명한다. Story에는 치료 전 시점의 환자 기능상태와 과거력, 사회력 등의 관련사항을 비롯하여 위와 같은 증상이 발생하게 된 맥락이 포함된다.
- **Organization**은 의료진 간 환자의 진료정보 전달 도구로 구두 증례발표를 사용하는 것과 관련이 있다. 청자가 기대하는 시점에 정보를 제시하면, 청중이 자료를 손쉽게 이해할 수 있다. 따라서, 신체 소견보다 병력을 먼저 제시하는 등 일반적인 '표준'에 따르는 발표가 중요하다. 증상들을 (장기별로 분류하기보다) 가능성 있는 진단명에 따라 분류하는 것처럼 정보를 논리적으로 재구성하는 것 또한 마찬가지로 중요하다.
- **Argument:** 발표에서는 진단(또는 제한적인 감별)이나 치료계획에 대한 주장을 제시한다. 학습자는 구체적인 진단 또는 몇몇 가능성 있는 진단을 제시하고 이 주장을 뒷받침하기 위한 증례발표를 구성한다. 발표는 청중을 예상되는 결론으로 이끌어야 한다. 좋은 주장을 구축하기 위해서는 표준적인 구조와 관련성이 필요하지만, 적절하게 잘 구성된 발표라 하더라도 주장을 제대로 전달하지 못할 수 있다는 점을 명심할 필요가 있다.
- **Pertinence**란 중요한 정보만 포함하는 것을 말한다. 예를 들어 일련의 혈액 배양검사 음성 소견은 감염내과 교수들에게는 적절한 정보지만, 불안정 협심증을 진료하는 심장내과 팀과는 관련성이 적다. '주제 상관성'과 '주

장'은 서로 연관되어 있으며, 주장이 잘 제시되는 발표에 주제 상관성이 결여된 경우는 드물다. 단, 주제 상관성이 충분한 발표라고 해서 주장이 항상 잘 전달되는 것은 아니다.

- **Speech:** 앞의 네 가지 특성은 필기노트에도 적용할 수 있지만, '연설'은 구두 증례발표가 공적인 말하기의 연습이라는 점을 일깨워 준다. 발표 시에는 반복이나 "음" 등의 소리를 내지 않아야 하며 적절한 음량과 속도로 말해야 한다. 보디랭귀지와 눈맞춤이 중요하므로 노트를 읽는 형태의 발표는 지양해야 한다.[2]

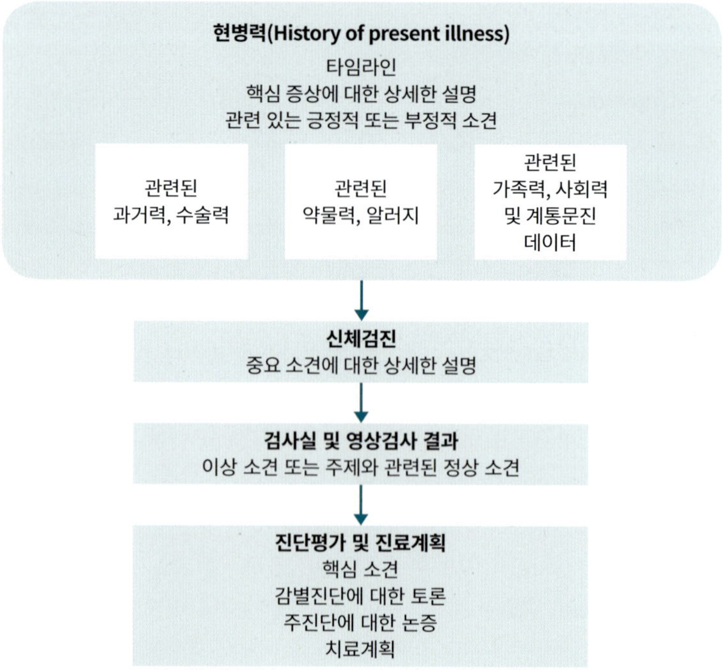

그림 2.1 구두 증례발표의 개요

미국의 건축가 Louis Sullivan은 1910년에 "Form follows function(형태는 기능을 따른다)"는 유명한 명언을 남겼다. 구두발표는 입원 병력청취 및 신체검진과는 기능이 다르므로 형식도 달라야 한다. 그림 2.1은 SOAPS 방법을 고려한 구두 증례발표의 개요를 제시하며, 전통적인 병력청취 및 신체검진의 다양한 부분을 구두발표에서 어떻게 조정하고 압축하며 생략할 수 있는지를 보여준다.

현병력(History of Present Illness, HPI)

현병력은 구두 증례발표의 토대가 된다. 경과를 전달하고, 일어난 일의 순서와 관련성을 명확히 하며, 가능한 진단을 위한 증례를 만들어낸다. 환자의 나이, 성별, 중요한 의학적 문제에서 시작해 임상적 사건을 설명하는 타임라인으로 이어진다:

> 환자는 고혈압, 2형당뇨병, 갑상선기능저하증을 앓고 있는 68세 여성입니다. 입원 5일 전 배뇨장애 및 경미한 권태감을 느끼기 전까지 평소의 건강상태는 양호한 편이었습니다. 입원 3일 전 그녀는 열이 38.33℃(역자 주 - 원서에는 101℉라고만 표기)까지 치솟았고 요통이 발생했으며 좌측이 더 심해졌습니다. 입원 1일 전에는 구역감과 구토가 발생했고 수분섭취가 불가능해져 응급실에 내원했습니다.

타임라인은 원인과 결과의 논증에 활용 가능한 시간적 관계(예: 약물유해반응, adverse drug reactions)를 보여주는 데 필수적이다. 또 자연경과에 따른 가능한 질환 원인(예: 비정형폐렴과 세균성폐렴 발병에 있어서의 차이)을 시사하기 위해 시간별 증상 발현을 보여주는 데에도 타임라인은 필수적이다. 위와 같이 단순해 보이는 증례에서도 타임라인은 사건의 진행 과정을 명확하고 선형적으로 설명한다. 복합적이고 심각한 문제와 합병증으로 중환자실에 입실한 중증 환자의 경우 정확한 타임라인은 더욱 중요하다. 발열 곡선, 나트륨 수치, 혈소판 수 등의 경과기록지도 현병력에 제시하여 관련성을 보여주고 진단에 대한 주장을 뒷받침할 수 있다. 현병력에 대한 자세한 설명과 타임라인 및 순서도의 예는 4장을 참조한다.

구두발표에 있어 현병력의 또다른 중요한 특성은 가족력, 사회력, 계통 문진에서 관련된 정보를 스펀지처럼 흡수한다는 점이다. 이를 통해 모든 관련 데이터를 일목요연하게 발표할 수 있으므로, 병력이 분산되지 않고 연결되고 기억될 수 있다. 현병력은 아래와 같이 이어진다:

> 환자는 지난 3년간 두 차례의 요로감염 과거력이 있으며, 두 번 모두 소변배양검사에서 모든 항생제에 감수성을 보이는 대장균(pan-sensitive *E.coli*)이 증식하여 경구 트리메도프림-설파메톡사졸(trimethoprim-sulfamethoxazole) 투여를 통해 성공적으로 치료되었습니다. 이 환자에게는 새로운 남성 파트너가 생겼고, 질건조증과 성교통(dyspareunia) 문제가 있습니다. 여동생이 소아기에 선천성 요로장애로 수술을 받은 가족력이 확인되었습니다. 환자에게 신결석 관련 과거력이나 가족력은 없습니다. 6개월 전 마지막 요로감염이 발생한 이후 그녀는 크랜베리 추출물과 D-만노스가 함유된 프로바이오틱스 제품을 섭취 중입니다. 기존에 만성 요통이 있었으나, 최근 환자의 질환과 관련된 통증은 더 강도가 높고 왼쪽 옆구리까지 퍼집니다.

간결한 발표를 위해 사회력, 가족력, 계통문진은 물론 일반의약품 목록에서의 관련 데이터까지도 현병력으로 옮겼다는 점에 주목하라. 이 같은 재구성을 통해 발표자와 청중 모두 광범위한 감별진단에 대해 생각하고 더 많은 정보가 입수되면 진단의 범위를 좁힐 수 있다. 증례의 증상과 소견은 장기계통이 아니라 가능한 진단(요로감염, 신우신염)에 따라 그룹화된다.

현병력은 양성 및 음성 관련 소견으로 이어지며 응급실 경과에 대한 간단한 설명으로 마무리하며 병원 입원의 근거를 제시한다:

> 환자는 질분비물, 혈뇨나 요실금을 호소하지 않았으며, 증상 발현 이후 빈뇨가 동반됩니다. 흉통, 호흡곤란, 기침, 복통은 없습니다. 응급실에서 환자는 발열과 기립성 조절장애 증상을 보였으며, 이 증상 완화를 위해 경정맥 수액 투여가 이뤄졌습니다. 환자에게 혈액 및 소변 배양검사를 시행한 후 Ceftriaxone 정맥주사를 시작했으며, 요독증을 배제하고 요로감염 진단하에 입원이 결정되었습니다.

(지도 전문의에 따라서는 현병력에 응급실 경과를 포함시키지 않는 것을 선호하는 경우도 있다. 필자의 경우 현병력은 발병에서 입원까지의 모든 경과를 듣기 위한 것이기 때문에, 응급실 경과를 듣는 편이다. 나는 궁금증이 남지 않도록 발표 초반에 환자의 입원 결정 이유를 듣고 싶어 한다.)

과거력 및 수술력

고혈압, 2형당뇨병, 갑상선기능저하증과 같은 환자의 심각한 의학적 문제가 현병력의 첫 줄에 나열되어 있다. 이들을 반복할 필요는 없지만, 만약 당뇨병이 잘 조절되지 않는 상태이거나 중증의 갑상선기능저하증인 경우 현병력에서 이에 대해 논의해야 한다. 증례와 무관한 사소한 의학적 문제는 구두발표에서 언급할 필요가 없다. 수술력의 경우 방광탈출증이나 방광질누공(vesicovaginal fistula)으로 인한 수술 이력은 현 증상과 관련이 있을 가능성이 있으므로 현병력에서 눈에 띄게 언급해야 한다. 손목 골절, 백내장이나 무지외반증 관련 과거 수술력은 현재 증상과 무관하므로 구두발표에서 언급하지 않도록 한다(단, 입원 의무기록에는 기록의 완결성을 위해 관련 내용을 모두 기재해야 한다).

약물력

지도전문의에 따라서는 안약, 비강 스프레이(nasal sprays), 국소 도포제를 비롯한 전체 약물 목록을 암기하여 발표하는 것을 요구하는 경우가 있으나, 이런 목록 암기식 발표는 구두 발표의 흐름을 방해할 수 있다. 주소증과 직접 관련된 약물은 현병력에서 언급해야 하며, 그렇지 않은 약물은 진단평가 및 치료계획 단계에서 약물 관리를 검토할 때 논의하는 것이 바람직하다. 위 증례에서는 환자의 탈수 및 급성 신부전 위험을 고려하여 metformin과 lisinopril 투여를 일시 중지해야 할 것이다.

알레르기

페니실린이나 정맥조영제 알레르기와 같이 검사와 치료에 중대한 영향을 미칠 수 있는 알레르기는 현병력에서 언급해야 한다. 중요도가 떨어지는 약물 알레르기는 현재 증상과 관련이 있거나 치료에 잠재적으로 문제가 되지 않는 이상 구두발표에서 언급할 필요가 없다.

가족력

위에서 설명한 것처럼 관련성이 있는 가족력은 현병력에 포함시켜야 한다. 조기 관상동맥질환(premature coronary artery disease), 뇌동맥류나 대장암 같은 강력한 가족력처럼 중요하지만 직접적인 관련이 없는 정보가 검진이나 환자 관리에 문제를 야기하는 경우 간략하게 언급할 수 있다.

사회력

가족력과 마찬가지로 사회력상의 관련성 있는 데이터(예: 위의 증례에서 환자의 성생활에 관련된 이력)도 현병력에 포함되어야 한다. 사람에 따라서는 건강과 질병에 대한 사회적 요인의 중요성을 고려할 때, 모든 환자에게 사회력 전체가 연관성이 있다고 주장할 수도 있다. 표 2.1은 사회력상 중요한 항목을 보여준다. 나는 지도 전문의로서 모든 신규 환자에게 사회력 전반을 청취하는데, 그 이유는 유용한 정보를 얻을 수 있을 확률이 대단히 높기 때문이다. 이 환자가 노숙자였거나, 외상 후 스트레스 장애를 치료받지 않았거나 또는 문맹이라는 사실을 알면 치료와 후속조치 계획에 중요한 변화를 줄 수 있다.

표 2.1 사회력의 구성요소

사회력 범주	내용
흡연력	갑년(pack-years) 표기; 씹는 담배(smokeless tobacco) 사용 여부 확인
음주력	일일 또는 주간 알코올 섭취량 단위로 표기
불법약물 투약력	불법약물 정맥주사로 인한 B/C형 간염 및 HIV 위험 증가
가족관계 및 결혼 여부	지지기반; 이혼, 별거, 부양가족 유무 확인
성생활 이력	성적 지향; 현재의 성생활 현황; 콘돔이나 기타 피임약 사용 여부 확인
생활환경	노숙상태, 주택압류; 불충분하거나 안전하지 못한 주거환경
교육수준	취득한 최고 학위
직업경력	가능한 노출 환경, 외상 또는 기타 스트레스 요인에 대해 확인
군경력	필요시 외상 후 스트레스장애, 외상성 뇌손상, 군대 내 성폭력 여부에 대해 선별검사 실시
여행 이력	풍토병 발생 지역 여행력 확인

계통문진

계통문진(ROS)은 환자의 현재 건강상태에 대한 종합적 평가다. 이 진찰의 목적은 호소 증상의 초기 탐색에서 드러나지 않은 중요한 문제를 파악하는 것이다. 일반적으로 구두발표에서 주제와 관련성이 있거나 중요한 계통문진 데이터는 현병력에 제시되어야 한다. 위 증례에서 환자의 만성 요통은 요통이 현재 증상이기 때문에 관련성이 있다. 증례에 "환자의 최근 질환과 관련하여 통증이 더 심하고 왼쪽 옆구리로 퍼진다."는 내용이 기록되어 있다. 흉통, 호흡곤란, 한쪽 다리의 종창, 우울증 검사 양성 판정 등 계통문진상 다른 중요한 소견들이 있으면 이를 언급하고 현병력에서 추가로 논의해야 한다. 만성 어깨 통증, 습진, 평발(pes planus) 또는 경미한 변비 같은 사소하거나 관련성이 적은 계통문진 소견은 병력청취 및 진료계획 의무기록에는 들어가야 하지만 구두발표에 포함되서는 안 된다.

신체검진

구두발표 시에 완전한 신체검진이 수행되었음을 보여주는 것은 중요하지만, 관련성이 있는 소견에 주의를 기울여야 한다. 검사 결과를 설명하는 데 소요되는 시간은 그 증례에서의 해당 소견이 갖는 중요도에 비례해야 한다. 봉와직염 및 하지 궤양으로 입원한 환자에 대해서는 궤양의 위치, 크기, 색깔, 깊이, 육아조직이나 딱지 또는 가피의 존재 여부, 봉와직염의 크기, 종창이나 수포 및 삼출물의 유무를 자세하게 묘사해야 한다. 간비대 및 복부종괴가 있는 환자라면 복부 검사에 대해서도 마찬가지로 세심하게 설명해야 한다. 이는 당연해 보이지만 많은 학생들이 정상 또는 중요하지 않은 소견에 대해 우선 설명한 후 가장 중요한 소견에 이르러서는 힘을 다 소진해 버리는 듯한 모습을 보인다. 일반적으로 데이터를 정리하고 중요한 모든 결과를 기억하는 가장 좋은 방법은 머리에서 발끝까지의 순서로 접근하는 것이다. 항상 활력징후와 흡입산소농도(FiO_2)를 포함한 현재의 산소포화도부터 시작한다. 이제 발열, 요통, 배뇨장애가 있는 우리 환자에게로 돌아가서, 신체검진 소견과 함께 구두발표를 계속한다:

신체검진상 활력징후는 체온 38.72℃(역자 주 - 원서에는 101.7℉

라고만 표기), 맥박 92회, 호흡수 16회, 혈압 105/67이었습니다. 실내 공기(room air)에서 산소포화도는 94%였습니다. 구강점막은 건조했고, 피부긴장도(skin turgor)가 감소되어 있습니다. 경부 림프절병증이나 갑상선비대는 없었으며 경정맥압은 5 cm 미만이었습니다. 폐의 청진음 및 타진음은 정상이었고, 심박은 규칙적이었으며 심방성 말발굽 심음(S4 gallop) 및 심잡음은 확인되지 않았습니다. 척추 검사 결과 요추 극돌기, 요추부 주변의 압통과 근경련은 없었고, 하지직거상 검사는 음성이었으며, 좌측에서만 늑골-척추관 압통(CVA tenderness)이 있었습니다. 복부 검진 시 장음이 확인되었으나 곧 사라졌으며 복부 팽만은 없었습니다. 타진 시 간의 폭(liver span)은 정상이었으며 비장도 촉지되지 않았습니다. 심부 촉진 시 경미한 좌측 중복부 압통이 있었으나 방어성 압통이나 반발통은 없었습니다. 손발은 따뜻했고 양발의 족배동맥 및 후경골동맥 맥박 등급은 2+였으며 말초 종창은 없었습니다. 신경학적 검진 결과 정신상태, 2-12번 뇌신경 기능, 전신의 운동 및 감각 기능, 소뇌 기능은 모두 정상이었습니다.

복부, 등, 용적 상태(volume status) 및 패혈증 징후에 대한 평가 등 검진상 주제와 관련성이 높은 부위가 가장 자세하게 설명되어 있다는 점에 주목하라. 또한 학생이 우유부단함이나 흔들림 내지는 불필요한 설명 없이 신체 소견을 확실하게 제시했는지 유의해서 살펴보라. 학생이 스스로의 신체검진 기술이 불확실하다는 점을 인정하고 지원과 확인을 요청하는 것은 괜찮다. 다만, 구두발표에서의 신체검진 보고가 끝없는 사과로 점철된 어설픈 의견의 연속이어서는 곤란하다. **진찰 소견을 분명하게 밝혀라.** 확인이 필요한 경우 지도 전문의에게 추후 회진 시 병상에서 신체검진의 관련 부분을 반복해 달라고 부탁하라.

검사실 검사 및 영상 결과

경험칙상 초기 검사실 및 영상 데이터를 보고할 때는, 주요 이상 소견 및 관련된 정상 소견을 모두 제시하는 것이 바람직하다. 서두는 "검사실 검사 결과는…"이라 시작하는 것이 좋다. 지도 전문의는 학생이 검사 결과에 대해 몇 가지 고려를 하고 어떤 부분이 가장 관련성이 높다고 정했는지 즉시 알아차릴 수 있다. 이런 편집은 전체 증례발표를 관통하는 '진단 논증' 맥락의 일부이다. 증례발표는 다음과 같이 계속된다:

> 검사실 검사 결과 백혈구 수치가 13,000였으며, 그중 88%는 호중구였습니다. 나트륨은 144, 칼륨은 3.7, 염소는 108, 중탄산염(bicarbonate)은 24, BUN은 32, 크레아티닌은 1.4(3개월 전 기저치는 0.9)이었습니다. 혈당치는 127이었고 혈청 리파아제는 정상 수준인 76이었습니다. 소변검사에서는 아질산염, 백혈구 에스터라아제 양성인 350개의 백혈구가 확인되었습니다. 혈액 및 소변 배양검사는 결과를 기다리는 중입니다. 신-뇨관 방광 단순촬영(KUB)에서는 장폐색이나 장폐쇄의 증거, 장벽의 비후, 신장 결석의 징후를 동반하지 않는 비특이적 장 가스 패턴이 관찰되었습니다. 흉부 X선은 정상입니다.

이 증례에서는 백혈구증가증(leukocytosis), 농뇨 및 신전질소혈증(prerenal azotemia)이 가장 중요한 검사실 검사상의 이상 소견이다. 오심, 구토, 탈수 증상으로 입원한 환자와 관련성을 갖는 정상 소견인 전해질과 리파아제 수치도 제시되었다. 신장결석, 장폐쇄, 장폐색이나 장 허혈증의 증거가 배제된 신-뇨관 방광 단순촬영 결과는 감별진단의 범위를 좁히는 데 특히 중요하다. 흉부 X선도 발열이 있는 이 고령 환자에게 폐렴의 증거가 없음을 확인했다는 점에서 유용하다. 이 시점에서 학생의 집중력 있게 잘 정리된 발표 덕분에 가능성 있는 진단이 분명하게 도출되었다.

진단평가 및 치료계획

진단평가의 첫 번째 단계는 병력, 신체검진, 초기 검사실과 영상검사 결과에서 핵심 소견을 수집하는 것이다. 핵심 소견의 수집이란 증례에 대해 생각하고 논의하며 감별진단을 만들어내기 위해 근원적 요소를 추출해 내는 방법이다. 표 2.2에는 논의 중인 증례의 중요 소견이 나열되어 있다.

표 2.2 이 증례의 핵심 소견

병력	신체검진	검사실/영상검사 결과
배뇨장애	38.72°C 발열	백혈구증가증
발열	좌측 늑골척추각 압통	농뇨
구역		신-뇨관 방광 단순촬영상 이상 없음
구토		
요통		
요로감염 과거력		
2형당뇨병		

진단을 위한 평가는 먼저 증례의 핵심 소견을 간결하게 요약 정리하는 것부터 시작한다.

요약하자면, 2형당뇨병 및 두 차례의 요로감염 과거력이 있는 68세 여성에게 배뇨장애, 발열, 오심, 구토, 급성 요통이 발현되었습니다. 신체검진에서 38.72℃의 고열과 좌측 늑골척추각 압통이 있었습니다. 초기 검사에서 백혈구 증가증과 농뇨가 확인되었지만, 신-뇨관 방광 단순촬영에서는 이상 소견이 없었습니다.

다음 단계는 핵심 소견을 근거로 좀 더 흔한 질환처럼 보일 수 있는 드물거나 비정형적인 증상을 고려하여 넓은 범위의 감별진단을 내리는 것이다.

발열과 함께 요통이나 옆구리 통증을 호소하는 환자의 감별진단은 범위가 넓으며, 특히 복강내 감염과 관련한 비정형적 임상증상을 보일 가능성이 높은 고령 환자의 경우에는 더욱 그렇습니다. 광범위 감별진단에는 신우신염, 게실염, 담낭염, 맹장염, 폐색을 동반한 신결석, 대장방광루(colovesical fistula), 연부조직 감염, 복강내 농양, 요추 디스크염, 골수염 또는 경막외 농양 등이 포함됩니다.

최종적으로 가장 가능성이 높은 진단을 뒷받침하는 논거 및 이와 경합하는 진단의 확률이 낮은 이유를 제시하여 감별진단의 범위를 좁혀야 한다.

이 경우 가장 가능성이 높은 진단은 신우신염이라고 생각합니다. 배뇨장애와 농뇨는 요로 감염을 시사하며, 고열, 백혈구 증가, 오심 및 구토, 옆구리 통증 및 편측성 늑골척추각 압통이 동반되는 5일간의 경과는 신우신염 진단을 강하게 뒷받침합니다. 다른 복강내 감염이 있을 수 있지만, 통증의 위치와 방사통 및 신체 소견상 담낭염, 맹장염이나 게실염의 전형적인 특징과는 거리가 멉니다. 혈뇨 및 신-뇨관 방광 단순촬영상 방사선비투과성 담석이 확인되지 않았으므로 폐색성 신장결석은 배제됩니다. 기뇨증(pneumaturia)이 없었으므로 대장방광루로 보이지는 않습니다. 극돌기 압통이 아닌 늑골척추각 압통이 있다는 점과 요로가 감염의 원인 부위임을 뒷받침하는 여러 소견을 고려하면 경막외 농양의 가능성은 매우 낮습니다.

고가치 의료(high-value care)의 맥락에서 볼 때 의사결정 과정에 대한 설명이 적절할 때가 있다. 특히, 일반적으로 처방되는 검사나 처치 및 시술이 비용만 증가시키고 별다른 가치를 더하지는 못하는 경우 더욱 그렇다(10장 참조).

복부컴퓨터단층촬영을 고려했지만, 전체 임상데이터상 신우신염일 확률이 높아 관리 계획에 변동이 있을 여지가 거의 없다고 판단했습니다.

치료계획에는 약물의 선택 및 용량, 정맥주사, 수혈, 섭취배설량(I/O)이나 신경검사와 같은 중요 간호지시, 알코올금단증후군에 대한 CIWA(역자 주 - revised Clinical Institute Withdrawal Assessment)이나 패혈증에 대한 APACHE(역자 주 - Acute Physiology and Chronic Health Evaluation) 등의 치료 프로토콜과 같은 환자관리에 대한 주요 주제가 포함되어야 한다. 인슐린 슬라이딩 스케일, 항고혈압제 또는 이뇨제의 사소한 용량 조정에 대한 세부사항은 보통 구두발표에서 논의할 필요가 없다. 우리의 증례는 다음과 같이 계속된다.

이 환자의 탈수 및 신전고질소혈증(prerenal azotemia)에 대해서는 생리식염수를 시간당 150 cc의 속도로 정맥주사하고 크레아티닌 수치가 기저치로 돌아올 때까지 lisinopril과 metformin 투여를 보류할 것입니다. 신우신염과 발생 가능한 요독증에 대해서는 혈액 및 소변배양 결과가 나올 때까지 ceftriaxone를 계속 경정맥 투여합니다. 배양 결과가 나오면 그에 따라 항생제 스펙트럼을 좁혀나갈 것입니다. 우리 병원의 항생제 감수성 경향(antibiogram)에 따르면 ceftriaxone은 항생제 내성을 보일 확률이 매우 낮은 대장균 및 폐렴구균과 같은 그람음성 병원균에 효과적일 것입니다. 현재로서는 추가 영상검사는 필요하지 않지만, ceftriaxone 투여 후 48-72시간 경과 후에도 발열이 지속되면 복부컴퓨터단층촬영이나 초음파검사를 통해 회음부 농양이나 폐색을 배제해야 합니다.

이 구두 증례발표 녹취록에는 지도 전문의나 선임 레지던트가 일상적으로 제기하는 의견, 질문 및 논점은 포함되지 않았다. 학생에게는 이런 질문에 답하는 동시에 증례발표의 구성과 추진력을 유지하는 기술이 있다. 준비가 중요하다. **원고 없이 증례발표를 미리 연습하라. 타임라인과 핵심 소견은 암기한다. 줄거리를 설명하고 진단에 대한 주장을 제시하라. 이것이 효과적인 구두발표를 준비하고 전달하는 왕도다.**

참고문헌

1. Haber RJ, Lingard LA. Learning oral presentation skills: A rhetorical analysis with pedagogical and professional implications. J Gen Intern Med. 2001;16(5):308–14.

2. Green EH, Fagan MJ, Sharpe B, deCherrie L, Hershman W. Using a structured approach to teaching and evaluating oral case presentations: the

SOAPS method. Acad Intern Med Insight. 2011;9(3):6–8.

제3장

구두 증례발표의 다양한 형식

야간 근무시간외 입원

인턴, 레지던트 근무시간에 대한 엄격한 기준이 도입된 후 수련병원에서는 야간 근무시간외 입원(night floating admission)이 일반화되었다. 야간 입원 담당 레지던트가 아침 회진 때 환자 브리핑을 하는 경우도 있으나, 회진 전에 인수인계가 이루어지는 경우가 더 많다. 이런 환자에게 배정된 학생은 입원 담당 레지던트가 완전히 작성해둔 전체 병력과 신체검진을 이미 작성된 진단평가 및 치료계획과 함께 팀원에게 간단히 읽어주는 것으로 증례발표를 끝내곤 한다. 이런 발표의 교육적 가치는 사실상 전무하다.

야간 근무시간외 입원 환자 발표를 적극적으로 활용하면 학생에게 더 양질의 교육적 경험을 제공하고, 더 활발한 증례 토의가 가능하며, 좀 더 - 분명히 - 환자를 잘 치료할 수 있다. 많은 환자가 입원하는 바쁜 야간에 당직 레지던트는 치명적인 문제를 배제하고, 잠정적인 진단을 내리고, 타당한 치료과정을 시작하는 데 집중한다. 아침에는 당직 레지던트의 초기 진단에 대한 예의를 갖춘 비평이 필수적이다. 하룻밤 사이에 어떤 일이든 일어날 수 있고, 실제로 그런 상황이 잦다. 치료계획에 약간의 수정이 필요할 수도 있고, 증례의 전체 흐름을 재평가해야 할 수도 있다.

첫째, 학생은 아침회진 전에 환자를 보고 진찰해야 하며, 가능하면 가장 최근의 임상, 검사실 검사 및 영상 데이터를 모아야 한다. 둘째, 학생은 초진 진단을 비판적으로 검토하고 환자를 다시 평가해야 한다. Dhaliwal과 Hauer는 학생들이 야간 근무시간외 입원 환자의 증례를 발표할 때 "의사결정, 시간 간격을 둔 재평가, 시스템 기반 치료에 초점을 맞춰 초기 데이터를 간결하게 편집한 개요를 제공할 것"[1]을 권고한다. "잠정적 진단은 ___ 이지만"은 아침에 임상양상의 변화가 있어 보일 경우 재평가를 시작하는 합리적인 태도이다.

> 잠정 진단은 울혈성 심부전이었으나, 오늘 아침에는 폐색전증이 더 우려됩니다. 호흡곤란은 급성으로 발현하였으며, 체중 증가는 없었고 하지 종창이 비대칭입니다. 오늘 아침의 흉부 X선은 깨끗하고 울혈 징후도 없습니다만 환자의 저산소혈증 상태가 지속되고 있습니다. 또, 오늘 아침 최근 여행에 대해 질문했을 때 환자는 5일 전 대서양 횡단 비행기를 타고 런던에서 막 돌아왔다고 말했습니다. 이미 우리는 enoxaparin 즉시 투여(stat dose) 및 컴퓨터단층촬영 폐혈관 조영술 프로토콜을 처방했습니다.

이 증례는 환자 병력의 중요 요소를 검토하고 신체검진상 핵심적인 부분을 반복하여 진찰하는 일이 얼마나 중요한지를 보여준다. 진단에 문제가 없더라도 환자를 새롭게 바라보고 야간에 일어난 일을 세심하게 확인하는 것은 매우 도움이 될 수 있다. 학생이 시간적 간격이 있는 데이터들을 수집하여 보고할 수 있고, 초진 진단에 대해 비판적으로 생각하기 시작한다면 야간 근무시간외 입원 환자는 전체 팀원에게 교육과 학습의 기회일 수 있다.

전원 입원

전원 입원(transfer admission)은 수련 병원에서 흔한 일이며, 학생들은 이런 까다로운 환자들에게 기여하는 여러 유용한 역할을 맡을 수 있다. 무엇보다도 데이터 수집이 중요하다. 전원 환자는 의무기록이 거의 없는 상태로 도착할 수 있으며, 이 경우 아침 회진을 위해 증례의 사실관계를 추적, 검토하여 간결한 발표로 정리할 수 있는 학생은 중요한 기여자로 인정받는다. 밤늦게까지 외부 의무기록 부서에 전화를 걸고, 동의서를 팩스로 전송하고, 일일 경과기록지와 검사 결과를 살펴보는 것은 성실한 학생의 과업이다. 외부 병원에서의 환자 경과의 타임라인은 현병력의 마지막 부분이어야 하며, 구두발표는 전원의 이유와 함께 마무리되어야 한다:

> 이 환자는 12일 전 급성 울혈성 심부전으로 교외의 병원에 입원했으며, 저혈압 및 급성 신손상 합병증에 의한 속발성 심신 증후군(cardiorenal syndrome) 경과를 보이는 것으로 생각됩니다. 입원 5일, 6일 및 8일 차에 환자는 대퇴부 카테터를 통해 혈액 투석을 받았습니다. 10일째에 열이 38.8℃(역자 주 - 원서에는 102℉라고만 표기)까지 치솟아 병원 감염성 폐렴(hospital-acquired pneumonia) 진단을 받고 객담 및 혈액 배양 검사 결과가 나올 때까지 vancomycin과 piperacillintazobactam을 투여받았습니다. 지난 2일간의 furosemide 정맥내 점적 투여로 소변량이 시간당 60 cc까지 개선되었으며, 크레아티닌 수치도 감소 추세에 있습니다. 열도 내렸으며 호흡

> 기 상태도 안정적입니다. 자택에서 더 가까운 곳에 있기를 원하는 남편의 요청에 따라 환자는 어제 우리 병원으로 이송되었습니다.

진단 평가에는 외부 병원 경과에 대한 1-2줄 정도의 간략한 요약, 환자가 외부 병원에서 받은 진단검사 및 치료에 대한 정중한 평가, 보류 중이거나 누락된 임상 데이터의 목록, 그리고 '환자를 위해 지금 해야 할 일'에 대한 내역이 포함되어야 한다. 진단이나 치료계획에 의문이 든다면 지금이 바로 이 문제에 대해 논의하고 증례를 재평가할 때다.

> 우리는 교외 병원에서 제안한 치료계획에 동의하며, 전원 당일 그곳에서 시행한 심초음파검사 결과와 혈액 및 객담 배양 검사에 대한 후속조치가 필요합니다. 혈액 배양 결과가 음성이면 환자의 심부전 약물을 최적화하고 병원 감염성 폐렴 약물은 경구 항생제로 교체해야 합니다. 또한, 현재 환자의 상태가 좋지 않아 전문 요양 시설에서의 단기 재활 치료가 필요할 것입니다.

전원 입원은 특히 중복 검사 관련 고가치 의료(high-value care)를 수행할 수 있는 기회라는 점에 주목하라. '병원근시(hospital my-opia)'란 다른 병원에서 이미 시행한 검사를 재차 반복하는 낭비적인 관행을 일컫는 용어다. "모든 데이터를 한곳에 모아두자"라든가 "너무 바빠서 모든 검사 결과를 추적하기 어렵다" 같은 부류의 논리는 중복 검사를 유발하는 일종의 자기합리화다. 불필요한 의료비 지출이 연간 7,500억 달러에 달하는 국가에서 이런 사고방식은 용납될 수 없다.[2]
(역자 주 - 원서의 출판국 화폐단위를 그대로 따름.)

병상 발표

모든 신규 입원 관련 발표를 병상 곁에서 듣는 것을 선호하는 지도 전문의들도 있다. 병상 발표를 하는 학문적인 이유는 의료진에게 인도적인 경험을 선사하고, 환자에게는 완전한 투명성을 제공하기 위함이다. 이런 환경에서 환자는 발표에 적극적으로 참여하여 의견을 내거나 질문을 하고 자신의 증상에 대해서도 더 자세히 설명할 수 있다. 구두발표의 전체적 구조는 변경되지 않는다(2장 참조). 그러나, 학생은 의학용어를 피하고, 환자를 토론에 참여시키려 노력하며, 환자가 전체 줄거리의 일부를 말할 수 있도록 해야 한다.

환자들은 병상 발표를 좋아한다. 한 연구에 따르면 일부 환자들이 토론의 내용을 완전히 이해하지 못함에도, 환자의 85%는 병상 곁에서 진행되는 구두발표를 선호한다. 반면 학생과 레지던트의 95%는 환자와 떨어져서 토론을 하는 것을 더 편하게 생각한다.[3] 그러나 학생과 레지던트는 특히 병력청취, 신체검진, 전문가적 기량과 같은 가장 중요한 임상술기 관련 병상 교육은 매우 선호한다.[4] 실제로 구두발표와 증례 토론은 보통 복도나 회의실에서 진행되며, 이후에 의료진은 잠시 병상으로 이동하여 지도 전문의가 환자와 대화하면서 몇 가지 교육을 진행한다. 나의 병상회진 루틴에는 병력의 중요 사항("가슴 통증이 어떠했는지 다시 설명해 주시겠습니까?")과 신체검진("제 학생이 말한 부드러운 심잡음이 들리는지 확인해보겠습니다")의 점검이 포함된다. 이런 접근방식을 통해 환자는 자신의 이야기를 확인하고, 질문하며, 치료 또는 그 밖에 마음에 있었던 모든 내용을 논의할 수 있게 해준다. 이를 통해 환자에게 의학용어를 일상 언어로 설명해 주는 것에 대한 걱정으로 사례 발표를 어려워하는 학생에게 많은 부담을 주지 않으면서 병상 발표의 많은 이점을 얻을 수 있다.

회진간 일일 SOAP 발표

매일 아침 회진 시에 실시하는 SOAP 발표는 학생들의 성과를 평가하는 최중요 평가기준이다. 좋은 SOAP 발표는 간결하고 체계적이며 증상, 신체 소견 및 검사 결과에 대한 최신 정보를 담고 있어야 한다. 복잡한 환자인 경우라도 발표는 2분 이내에 마쳐야 한다. 사전 회진은 필수이며, 경험상 환자 한 명당 20분 정도를 할애하는 것이 바람직하다. 20분은 환자와의 인사, 문진, 진단 관련 신체검진과 함께 활력징후와 섭취량 및 배설량, 최신 검사실 검사 및 영상 검사를 확인하기에 충분한 시간이다. 발표는 SOAP 형식을 엄격하게 준수해야 한다.

- Subjective: 환자의 현재 기분은 어떻습니까? 밤새 어떤 상태였습니까? 새로운 증상이 나타났거나, 이전 증상에 변화가 있습니까?
- Objective: 항상 최신 활력징후를 제시합니다. (아침 활력징후가 기록되지 않았다면 직접 확인하세요!) 체온의 급격한 상승이나 혈압, 심박수, 호흡수 또는 산소포화도의 심각한 변화 등 밤사이의 환자 동향을 파악합니다. 간호기록에서 몸무게를 확인하여 지난 24시간 사이의 섭취량과 배설량을 계산하고 CIWA나 APACHE 점수와 같은 최신 임상 데이터를 확인합니다. 진단 관련 신체검진을 실시하고 최신 검사실 및 영상 검사 결과를 확인하고 교수가 어제 이후 새로운 권고사항을 제시했는지 확인합니다.
- Assessment and plan: 치료에 대한 반응을 평가합니다. 잠정 진단을 확정하거나 재평가합니다. 새로운 문제 또는 합병증에 대해 논의합니다. 마지막으로, 향후 24시간 동안의 구체적인 치료계획을 제안합니다.

아래의 간결한 SOAP 발표 사례를 검토해 보라. 일반적으로 병력을 되풀이하거나 지금까지의 치료 결과 요약은 불필요하다는 점에 유의한다. 이들은 실제 회진 중에 이루어진 발표들이다.

Wade 씨는 오늘 아침에는 기분이 좀 더 나아졌습니다. 그는 밤새 반듯이 누워서 수면을 잘 취할 수 있었습니다. 하지 종창이 호전되었고, 호흡곤란 없이 화장실까지 걸어서 갈 수 있습니다. 활력징후는 36.89℃, 74, 16, 138/70이고 실내공기 중 산소포화도 93%입니다. 입원 후 체중은 3.63 kg(역자 주 - 원서에는 8 pound로 표기) 줄었으며, 지난 24시간 동안 배설량이 섭취량보다 1,500 cc 많았습니다. 경정맥압(JVP)은 7 cm로 감소했고, 폐는 깨끗하며 심장도 정상 상태로 심잡음(murmur)과 말발굽음(gallop) 등이 확인되지 않습니다. 전경골과 발목에 극히 경미한 종창이 있습니다. 검사실 검사 결과 BUN 21, 크레아티닌 1.3, 칼륨 3.9, 마그네슘 2.4입니다. 심부전이 상당히 개선된 것으로 보입니다. 오늘부터 furosemide를 정주에서 경구투여로 전환하고 lisinopril을 하루 10 mg에서 20 mg으로 증량할 수 있습니다. 환자 상태가 계속 개선된다면 내일 퇴원이 가능할 수도 있겠습니다.

Park 씨는 야간에 열이 38.7℃까지 치솟았고, 식은땀과 오심 및 한 차례의 구토 증상이 있었습니다. 환자는 NRS 8 수준의 우측 다리 통증을 호소해서, 이를 조절하기 위해 야간에 oxycodone을 두 차례 투여해야 했습니다. 오늘 아침에는 현기증과 약간의 착란을 호소하고 있습니다. 활력징후는 37.56℃, 110, 20, 94/56이고 산소포화도는 2리터 흡입 시 91%입니다. 폐에는 이상이 없고 심장도 규칙적이며 복부는 부드럽고 압통이 없습니다. 오른쪽 아래 다리는 여전히 열감과 홍반이 있으며, 홍반은 어제의 잉크선을 넘어 거의 무릎에 닿을 정도로 근위부로 퍼졌습니다. 환자는 장소 및 사람에 대한 지남력은 있으나 시간에 대한 지남력이 상실된 상태이고 질문에 집중하기 힘들어합니다. 오늘 아침 환자의 백혈구 수치는 18,000까지 상승하였습니다. 봉와직염이 급격히 악화되고 있고 의식이 혼미하며 패혈증으로의 진행이 우려됩니다. 혈액 배양 검사를 하고, 수액 1리터를 경정맥 투여하면서 MRSA 발병에 대비하여 항생제에 vancomycin을 추가해야 할 것으로 생각됩니다. 저혈압과 착란이 다음 1-2시간 동안 개선되지 않으면 환자를 중환자실로 이송하여 경과를 면밀히 관찰해야 합니다.

회진 중 유용하고 간결한 SOAP 발표를 해내는 데 필요한 기술에는 정확한 데이터 수집, 데이터의 통합, 임상적 판단, 기본적인 임상 관리에 대한 지식이 포함된다. 이 같은 일일 발표는 학생들이 데이터 수집가에서 데이터 분석가, 논리적으로 결단력 있는 임상적 사고자로 발전하는 과정을 평가하는 좋은 방법이 될 수 있다. 효율적이고 시기적절한 환자 진료를 위해서도 양질의 SOAP 발표는 중요하다. 회진 중의 SOAP 발표를 능숙하게 해낼 수 있는 학생은 팀의 훌륭한 자산이 될 수 있다.

교수에게 질의하기

교수에게 질의할 수 있는 역량은 학생이 성장했다는 증거다. 교수에게 질의하는 일은 부담스러울 수 있으며, 학생들은 적절한 단어를 찾느라 더듬거리면서 교수가 인내심을 잃고 짜증스러워하거나 심하면 화를 내지 않을까 걱정하기도 한다. 실제로는 거의 그렇지 않다. 교수들은 일반적으로 교육상 환자를 만나면 반갑게 맞이하며 팀에 대한 교육과 증례의 흥미로운 특징을 지목하는 일에 기꺼이 응한다. 다만, 교수들은 상담학생이 관련된 임상 정보와 함께 무엇이 필요한지에 대한 분명한 의견을 갖고 있기를 기대한다.

> 친구들과 턱걸이 시합에 참여해서 너무 무리하게 운동한 26세 남자 환자가 있습니다. 환자는 손목부터 어깨까지 양팔이 심하게 부어오르고 팔꿈치를 구부릴 수 없는 상태입니다. 팔 근육은 매우 부드럽습니다. 양쪽 손목의 요골과 척골 맥박은 약하지만 촉지됩니다. 손의 감각은 정상입니다. 혈중 크레아틴포스포키나제(CPK)수치가 80,000으로 나왔습니다. 고강도 경정맥 수액 투여를 시작했습니다. 구획증후군 배제를 위한 진찰을 요청드립니다.

이 내용은 몇 년 전 내가 근무하던 재향군인병원에서 실제로 있었던 증례다. 정형외과 레지던트가 재빨리 와서 구획증후군이 없음을 확인했다. 며칠 동안 공격적으로 수분을 공급했고 횡문근융해증은 영구적 신손상 없이 서서히 해결되었다. 이 질의가 증례의 요점을 몇 문장으로 요약함과 동시에 구체적인 요청으로 끝맺는다는 점에 주목해 보라. 다음은 외과 교수에 대한 간결한 질의의 또다른 예이다.

> Stokes 씨는 49세 남성으로 어젯밤 발열, 우상복부 통증, 백혈구 증가증으로 내원한 환자입니다. 초음파검사 결과 담낭벽의 비후나 담석은 없었으나, 의심스러운 지방 침윤(fat stranding)이 보였습니다. 무결석 담낭염(acalculous cholecystitis)이 있을 수 있겠다 싶어 HIDA scan을 요청했습니다. 교수님께서 확인해 주시겠습니까?

다음 사례는 류마티스내과 지도 전문의에게 이루어진 매우 구체적인 질의다.

> Bellflower 씨는 62세 여성으로 2형당뇨병이 있으며 오른쪽 손목에 급성 단일관절염(monoarthritis)이 발생했습니다. 검사 결과 손목이 뚜렷하게 부어있고, 홍반이 있으며 심한 압통이 있습니다. 미열이 있고 WBC는 12,000입니다. 감염을 배제하고 결정(crystal)을 확인하고자 손목 관절천자 검사를 요청드립니다.

교수들은 어느 정도의 예의를 갖추기를 기대한다. 다음과 같은 간단한 규칙을 지키는 것만으로도 마찰을 최소화하고, 교육수준을 제고하며, 쾌적하고 즐거운 업무 환경을 유지하는 데 도움이 될 수 있다.

1. 질의는 가능한 아침 일찍 한다.
2. 관련된 임상정보를 준비하고 무엇이 필요한지 예측해 둔다.
3. 질의에 신중을 기한다. 긴급하지 않은 문제는 외래 내원 시에 처리할 수 있다.
4. 각각의 질의는 학습의 기회로 활용한다.[5]

응급실 발표

다른 곳에서 구두발표에 완전히 숙달된 학생이라도 응급실에서 처음 일할 때 어려움을 겪을 수 있다. 아픈 환자들은 한꺼번에 몰려오며, 지도 전문의들은 바쁘고 정신이 없기 때문에 응급실은 어수선한 분위기다. 이런 환경에서는 모든 연관 정보가 포함된 간결하고 집중력 있는 발표가 필수적이다. 응급실 발표의 기본 얼개는 병동에서의 구두발표와 비슷하지만 태도에 차이가 있다. 1979년 Peter Rosen이 설명한 것처럼, '응급의학의 생물학(the biology of emergency medicine)'에는 장기 계통(organ systems)이나 특정 질환이 아닌 '생명위협의 수준'으로 정의되는 다른 종류의 평가가 필요하다.[6] 응급실에서는 생명이나 사지를 위협하는 상태(limb-threatening conditions)를 평가하고 우려의 정도에 따라 환자 치료 우선순위를 정해야 한다. 표 3.1은 응급실 구두발표의 필수적인 특징을 설명한다.[7]

표 3.1 응급실 구두발표의 고유 특징

응급의학의 주요 특성	응급실 내 구두발표 시 권고사항
모든 환자에게 생명이나 팔다리를 위협하는 질환이 있을 것으로 가정함	간결하게 발표한다. 청자는 발표자가 임상적 판단에 따라 환자 정보를 편집하고 생명 위협 여부와 관련된 특성에 중점을 둘 것이라 기대한다.
여러 환자를 동시에 관리해야 함	5분 내에 발표한다. 먼저 주소증을 명시하고, 다른 문제가 없다면 주소증에만 초점을 둔다.
환자를 우선순위를 정하여 관리해야 함	가장 시급한 문제만 설명한다. 응급 환자가 여러 명일 경우, 초점이 분명한 발표는 호소증상의 위급성을 신속하게 평가하여 환자들을 분류할 수 있다.
환자 충성도 문제 및 불완전한 의무기록에 대한 해결이 필요	완전한 병력을 확보한다. 환자가 특정 의료진에게 배정되지 않았기 때문에 여러 병원을 전전하는 일이 더 흔하며, 이는 의무기록에 의존할 수 없음을 의미한다. 따라서 상세한 면담을 하는 것이 중요하다.

John Wiley & Sons의 허가하에 Davenport et al.[7]에서 발췌.

간결하고 정확한 타임라인 및 주요 증상과 신체 소견에 대한 풍부

한 설명은 병동에서와 마찬가지로 응급실에서도 중요하다는 점을 덧붙이고 싶다:

> 환자는 2형당뇨병, 고혈압, 고지혈증을 앓고 있는 47세 남성이며, 3일간의 간헐적 흉통이 주소증입니다. 추가 문진 결과, 약 6주 전 직장에서 트럭에 짐을 싣고 있던 중 처음 통증을 느꼈고, 이후 한 달 사이에 두세 차례 더 운동성 통증(exertional pain)이 발생했습니다. 3일 전 통증 때문에 잠에서 깼고 운동 시나 휴식 시를 가리지 않고 수 시간마다 증상이 나타나는 일이 지속되고 있습니다. 통증은 둔하고 쥐어짜는 듯한 느낌이며 왼쪽 어깨로 퍼져나갑니다. 통증은 5-10분가량 지속되며 휴식을 취하면 저절로 사라집니다. 통증과 함께 발한과 오심이 있지만 호흡곤란은 없습니다. 통증은 흉막염이 아닙니다. 제산제를 복용했으나 효과가 없었고, 부친의 nitroglycerin 정제를 한차례 복용해 본 후 신속하게 증상이 완화되었습니다. 환자는 aspirin, atorvastatin, metformin 그리고 losartan을 매일 복용 중입니다. 하루 한 갑씩의 흡연을 하며 코카인이나 마약은 하지 않습니다. 환자는 흉통이나 심장 관련 검사를 받은 과거력이 없습니다. 부친은 57세에 심근경색이 있었습니다. 검사상 활력징후는 144/72, 88, 16, 37.06℃이며, 산소포화도는 실내공기에서 97%입니다. 경정맥압은 5 cm, 경동맥잡음(carotid bruits)이 없으며 폐는 깨끗하고 심장은 심잡음이나 마찰음(rub) 없이 규칙적으로 4심음-제1심음-제2심음이 들립니다. 복부는 부드럽고 압통이 없습니다. 하지에 종창은 없습니다. 대사 검사(metabolic panel)는 정상이며 트로포닌 수치는 0.0입니다. 심전도상 우각차단(right bundle branch block, RBBB)을 동반한 동조율(sinus rhythm)이 확인되며, ST-T분절 이상은 없습니다. 흉부 X선 영상은 정상입니다.

요약하면, 이 47세 남성 환자는 여러 심장 관련 위험요인 및 흉통의 악화 패턴이 보여 협심증이 우려됩니다. 지금은 흉통이 없으나 TIMI(역자 주 - Trombolysis in Myocardial Infarction) 점수가 3점이며, 이는 향후 14일 내에 치명적인 또는 치명적이지는 않은 심장 질환이 발생할 위험이 13%에 달한다는 것을 의미합니다. 내일 심장 카테터 삽입을 위해 심장내과에 이 환자의 입원을 요청합니다.

불안정 협심증에 대한 TIMI, 심부정맥 혈전증에 대한 Wells 점수, 급성 췌장염에 대한 Ranson 기준과 같은 임상적 위험 척도가 응급실에서의 분류 및 치료 결정에 도움이 될 수 있다는 점에 유의하라. 학생들은 이들 혹은 다른 검증된 위험 척도를 구두발표에 활용하는 것을 망설여서는 안 된다.

사회력은 응급실 환자 평가에 매우 중요하다. 예를 들어 거대한 직장 주위 농양(perirectal abcess)으로 매일 붕대를 교체해야 하는 남성이 노숙자이고, 붕대 교체를 도와줄 사람도 없으며 방문 간호사에게 알려줄 주소조차 없다는 상황을 인지하는 것은 중요하다. 이 남성에게는 붕대 교체를 위해 입원을 독려할 조력자가 필요할 수 있다. 응급실은 환자 분류 결정이 신속하게 이루어지고, 많은 환자를 돌보느라 바쁜 의사들이 중요한 사회적 요인들을 놓칠 수 있다는 점에서 조력이 중요한 환경이다. 학생은 자신이 환자의 조력자가 될 수 있고, 또 그래야만 한다는 사실을 알아야 한다.

외래 진료실 발표

외래 진료실에서 학생들은 새로운 환자, 정기적인 재진, 긴급한 문제로 내원한 환자에 대하여 발표하는 법을 배워야 한다. 이를 위해서는 증례 발표에 대한 다양한 접근방식이 필요하다. 신규 환자의 경우 일반적으로 완전한 병력 및 신체 소견이 필요하며, 이는 입원환자의 입원 병력 및 신체검진 의무기록과 마찬가지로 외래 내원 시 환자의 기본 건강상태에 대한 완전한 기록보관소 역할을 한다. 재진 환자 발표에는 간단한 환자의 경과, 문제 목록(주제와 관련된 것과 그렇지 않은 것 포함)에 있는 주요 질환의 상태에 대한 갱신, 진단 관련 신체검진, 간결한 문제기반 진단평가 및 치료계획이 포함되어야 한다. 예를 들어 고혈압, 2형당뇨병, 울혈성 심부전이 있는 환자에 대한 발표는 다음과 같이 진행할 수 있다:

> 고혈압, 2형당뇨병, 울혈성 심부전증이 있는 69세 남성인 Hough 씨는 오늘 정기적인 경과관찰을 위해 내원했습니다. 지난 3개월 사이 입원이나 응급실 내원 이력은 없습니다. 현재 이 환자의 주소증은 중등도의 피로감이며, 졸음이 심하게 오는 것은 아니지만 기운이 없다고 호소합니다. 변비, 근육통, 기립성 증상 및 한랭불내성(cold intolerance)은 없습니다. 환자는 주로 앉아서 시간을 많이 보내며, 걷기나 기타 운동은 거의 하지 않습니다. 마지막 내원 이후 체중은 안정적입니다. 환자는 베개 한 개로 수면을 취하며, 발작성 야간호흡곤란(paroxysmal nocturnal dyspnea, 역자 주 - 원서에는 PND로만 표기)은 없습니다. 저녁에 경도의 발목 종창이 발생하며, 보통 다음 날 아침이면 호전됩니다. 흉통이나 두근거림은 없고, 이전처럼 반 블록을 걷거나 계단을 한 층 오르면 호흡곤란이 발생합니다. 당뇨병으

로 metformin과 glipizide를 복용하고 있으며, 최근 공복혈당은 85-160이고, 저녁 식전혈당은 보통 160-200으로 좀 더 높습니다. 그는 지난주 점심을 늦게 먹게 되었을 때 경미한 저혈당 증상을 보였으며, 포도당 정제를 2정 복용한 후 신속하게 증상이 완화되었습니다. 환자는 또한 왼쪽 발바닥에 통증이 있는 굳은 살을 호소하고 있습니다. 환자가 최근 자택에서 측정한 혈압은 130-150/80-90이며 매일 모든 약물을 복용하고 있습니다. 계통문진상 다른 특이사항은 없었습니다. 오늘 환자 혈압은 최초 152/94였고, 10분 휴식 후 재측정 시 138/88이었습니다. 실내공기에서의 산소포화도는 97%입니다. 경정맥압은 6 cm로 정상이며, 경부 림프절병증이나 갑상선비대증은 없습니다. 폐 사진은 깨끗하며, 심장박동은 규칙적이며 S4 말발굽음이 들리지만 심잡음은 없습니다. 복부는 부드럽고 압통, 종괴 및 장기비대가 없습니다. 약간의 양측 전경골종창이 있습니다. 족부 검진상 2x2 cm 크기의 족저부 굳은살(plantar callus)이 왼쪽 발의 첫 번째 중족지절관절 아래에 있으며 환부 주위 홍반, 열감, 유동성(fluctuance) 및 분비물은 없습니다. 족배동맥 및 후경골동맥 맥박은 양측 모두 1+입니다. 양측 발에 모두 **모노필라멘트(monofilament)** 감각이 없습니다. 4개월 전 당화혈색소 수치가 7.8%로 현저한 이상 소견을 나타냈으며, 전혈구검사, 신기능 및 전해질은 정상이었으나 소변알부민 크레아티닌 비율이 87.4로 상승했습니다. 2년 전 마지막으로 검사한 TSH 수치는 4.5였습니다.

진단평가 및 치료계획

 # 1. 고혈압이 적절히 조절되지 않고 있습니다. 목표 혈압은 130/80 미만입니다. 미세알부민뇨가 있고 lisinopril을 매일 10 mg만 복용하고 있으므로, lisinopril를 매일 20 mg으로 증량 복용하고

2-3주 후 혈압을 재측정해야 할 것으로 사료됩니다.

 # 2. 울혈성 심부전에 대한 보상작용이 있고 NYHA 기능 등급 2(역자 주 - Functional classification of New York Heart Association, class 2는 가벼운 증상 및 종창과 운동 시의 제약이 보이며 휴식 시 증상이 관찰되지 않는 수준)이며, 검진상 정상 혈량성(euvolemic)입니다.

 # 3. 2형당뇨병 관리가 이뤄지고 있습니까? 장기간 당뇨 이환 상태인 환자의 목표 당화혈색소 수치는 약 7.5%입니다. 최근 공복 및 저녁 식전 혈당이 목표 범위보다 높았습니다. 오늘 당화혈색소 수치를 다시 검사하여 7.5%를 초과하는 경우 약을 조정해야 합니다.

 # 4. 좌측 발에 굳은살이 있습니다. 감염 징후는 없지만, 감각저하가 있어 발에 궤양이 발생할 위험이 높습니다. 환자는 굳은살 치료를 위해 일주일 내에 족부 지도 전문의(Podiatry)에게 진찰을 받아야 합니다.

 # 5. 원인불명의 피로감을 호소합니다. 컨디션 저하로 인한 것일 수 있지만, 2년 전에는 정상이었던 TSH, 신기능검사, 아침 코티솔 및 전혈구 검사를 실시합니다. 가벼운 유산소 운동 프로그램을 시작하고 점진적으로 환자의 활동량을 증가시켜 나갈 계획입니다.

 # 6. 건강 관리 관련입니다. 환자는 가장 최근에 모든 예방접종을 받았습니다. 2년 전 선별 대장내시경 검사에서 단일 관상선종(single tubular adenoma)이 발견되었으며 3년 후 추적 검사가 예정되어 있습니다. 환자의 흡연력은 30갑년(30packyear)이고 10년 전에 담배를 끊었으며, 폐암 검진에는 관심이 없습니다.

향후 계획:

상기와 같이 검사실 검사를 실시합니다. Lisinopril을 일 20 mg으로 증량합니다. 족부 지도 전문의에게 협진을 의뢰합니다. 간호사는 2-3주 후 환자의 혈압을 체크합니다. 3개월 후 외래 재진 예정입니다.

정확하게 업데이트된 문제 목록은 구두발표 및 재진을 위한 환자 경과기록 모두에 매우 중요하다. 흔한 실수로 비활동성이거나 관련성이 적은 소견을 포함하는 문제 목록 모두를 증례발표에 포함시키는 일을 들 수 있다. 이렇게 하면 지도 전문의가 처리하기에 너무 많은 정보가 포함된 지나치게 긴 발표가 된다. 끝없는 문제 목록을 그대로 진단평가에 붙여넣는 경과기록지도 마찬가지 문제를 유발한다. (이런 행태는 예전의 지면 의무기록 시절을 그리워하게 만든다. 최소한 손으로 작성하는 진단평가는 간결했었다!) 환자의 재진 경과를 발표할 때는 문제 목록을 편집해서 해당 내원 시 활동성이거나 주제에 관련된 문제만을 포함해야 한다. 위의 환자의 경우 통풍, 만성 요통 및 이완불능증 과거력이 있을 수 있으나 현 시점에서의 호소증상이 아니라면 구두발표에 포함되어서는 안 된다.

응급 증상을 호소하는 환자의 경우 소증의 타임라인, 한정된 범위의 신체검진, 간략한 진단평가와 치료계획이 포함된 축약된 현병력과 함께 내원 사유에 초점을 맞춘 발표가 이뤄져야 한다.

환자는 만성 질환이 없는 28세 남성으로, 3일 전부터 복부에 부드러운 '결절(knot)'이 만져지는 증상이 생겼습니다. 환자는 결절이 점점 커지고 있다고 생각하며 촉감은 부드러웠습니다. 벌레에 물린 기억이나 해당 부위의 다른 외상에 대한 기억은 없으며, 열감이나 오한을 호소하지 않습니다. 검진 결과 활력징후는 정상이고 발열이 없습니다. 좌하복부에 2×2 cm의 견고하고 운동성이 있는 종괴가 있는데, 부드럽고 발적, 약간의 열감이 있으며 유동성이나 분비물은 없었습니다. 종기로 여겨집니다. 현재로서는 농양이라 볼 만한 증거가 없으므로 온찜질 및 메티실린 내성 황색포도상구균(*MRSA*) 예방을 위해 trimethoprim-sulfamethoxazole을 5일분 투약하고자 합니다. 만약 경과가 악화되서 농양이 발생하면, 응급실로 내원하여 절개배농술(incision and drainage, 역자 주 - 원서에는 I&D로만 표기)을 받아야 합니다.

긴급한 발표를 위한 명확한 초점에 주목하기 바란다. 단, 만일 환자의 혈압이 190/120이거나 그가 병원을 나서는 길에 흉통을 호소한다면 이 발표 내용은 변할 수 있다.

SNAPPS 발표

외래 진료실은 학생에게 수동적인 학습 환경인 경우가 많다. 외래진료 중인 교수는 진료할 환자는 너무 많고 교육 시간은 너무 적어서 바쁘다. 교수는 학생이 증례를 발표하면 몇 가지 요점을 교육하고 치료계획을 지시한 후 토론은 거의 하지 않는다. SNAPPS,[8] '학습자 중심 의학교육 모델'은 학생이 진료실이나 외래에서 적극적인 역할을 수행하고 자신의 생각과 추론을 표현하도록 장려하기 위해 고안되었다(표 3.2).

표 3.2 SNAPPS: 학습자 중심 외래환자 교육

S	Summarize briefly the history and findings(병력과 소견의 간결한 요약)
N	Narrow the differential to two of three relevant possibilities(감별진단을 두세 가지 가능한 범위로 추리기)
A	Analyze the differential, comparing and contrasting the possibilities(가능성을 비교 대조하여 감별진단을 분석하기)
P	Probe the preceptor by asking questions about uncertainties, difficulties, or alternative approaches(불확실성, 어려움 또는 대안적 접근 관련 질문을 통한 교수와의 교감)
P	Plan management for the patient's medical issues(환자의 의학적 문제에 대한 관리 계획 수립)
S	Select a case-related issue for self-directed learning(자기주도학습을 위한 증례 관련 주제 선택)

Wolpaw et al.의 허가하에 전재함,[8] https://journals.lww.com/academicmedicine/pages/default.aspx

SNAPPS는 대화형 증례 토론을 통한 질문과 교수의 참여가 중요함을 강조한다. 물론 교수는 SNAPPS 접근방식을 배우고 이해해야 하며, 소크라테스적 대화가 불러일으키는 도전과 즐거움을 받아들여야 한다. 교수에게 SNAPPS가 제공하는 다른 장점으로는 새로운 교육 포인트를 생각해 내야 한다는 부담을 덜어준다는 점을 들 수 있다. 학생들에게 적극적인 사례기반 학습보다 더 좋은 교육은 없다. Hough 씨가 호소하는 피로감에 대해 SNAPPS 방식으로 토론하는 사례를 살펴보자:

학생: 피로에 대한 감별진단에 대해 생각해 보았습니다. 환자는 갑상선기능저하증일 수 있습니다. 2년 전 TSH가 정상수치였고, 매우 피로해하지만 체중 증가, 변비, 한랭불내성이 없었습니다. 갑상선기능저하증에 있으면 이른 증상들이 항상 나타나는지 궁금합니다.

교수: 항상 그런지는 모르겠으나, 피로감과 함께 전형적인 증상이 있는 환자가 갑상선기능저하증일 가능성이 훨씬 높다고 본다.

학생: 흥미롭네요… 제가 좀 더 찾아보면 좋을 것 같습니다. 부신기능부전과 관련해서 환자는 기립 시의 어지러움을 호소하지 않았고, 과다색소침착(hyperpigmentation)도 없었습니다.

교수: 부신기능부전은 가능성이 낮을 것 같은데, 또 다른 의견은?

학생: 음… 환자에게 빈혈이 있을 수도 있습니다. 환자는 흑색변이나 혈변 증상은 없었는데, 2년 전 대장내시경 중 관상선종 한 개를 제거했습니다. 환자가 창백해 보이지는 않고, 6개월 전의 헤모글로빈 수치는 정상이었습니다.

교수: 다른 형태의 빈혈에 대해서는 고려해 봤는가?

학생: 만성 질환으로 인한 빈혈을 말씀하시는건지요? 악성 종양이나 감염 관련인가요? 환자에게 뚜렷한 증상이 없었습니다…

교수: 환자에게 피로감 외에 어깨와 고관절의 통증과 경직감이 있었나?

학생: 아, 말씀하시려는 질환이…

교수: 류마티스성 다발성근육통(polymyalgia rheumatica) 말이네.

학생: 글쎄요, 환자가 그런 증상을 호소하진 않았습니다. 제가 다시 가서 질문해 보겠습니다. 다만, 대체로 가장 가능성이 높은 진단명은 컨디션 저하인 것 같습니다. 환자는 오랫동안 매우 신체활동이 적었고 중등도의 활동만으로도 피곤해하지만, 심부전 보상기전은 잘 이뤄지고 있는 것 같습니다. 심장 재활을 통한 유산소 운동 프로그램이 유익할 것으로 보입니다.

교수: 좋은 의견이네. 다만, 자네가 제안한 TSH, 일반혈액검사, 전해질, 아침 코티솔 검사실 검사를 먼저 해봅시다. 혹시 견갑대와 골반대에 통증과 경직이 있으면 ESR도 체크해 보기로 하지.

학생: 알겠습니다. 그리고 전형적인 증상이 없는 갑상선기능저하증에

대해 자세히 알아보고 내일 결과를 보고드리겠습니다.[9]

교수: 환자에게는 함께 가봅시다.

참고문헌

1. Dhaliwal G, Hauer KE. The oral patient presentation in the era of night float admissions: credit and critique: Credit and critique. JAMA. 2013;310(21):2247-8.
2. Institute of Medicine (US) Roundtable on Evidence-Based Medicine. The Healthcare Imperative: Lowering Costs and Improving Outcomes: Workshop Series Summary. Yong PL, Saunders RS, Olsen L, editors. Washington (DC): National Academies Press (US); 2010.
3. Wang-Cheng RM, Barnas GP, Sigmann P, Riendl PA, Young MJ. Bedside case presentations: why patients like them but learners don't. J Gen Intern Med. 1989;4(4):284-7.
4. Gonzalo JD, Masters PA, Simons RJ, Chuang CH. Attending rounds and bedside case presentations: medical student and medicine resident experiences and attitudes. Teach Learn Med. 2009;21(2):105-10.
5. Bly RA, Bly EG. Consult courtesy. J Grad Med Educ. 2013;5(3):533-4.
6. Rosen P. The biology of emergency medicine. JACEP. 1979;8(7):280-3.
7. Davenport C, Honigman B, Druck J. The 3-minute emergency medicine medical student presentation: a variation on a theme. Acad Emerg Med. 2008;15(7):683-7.
8. Wolpaw TM, Wolpaw DR, Papp KK. SNAPPS: a learner-centered model for outpatient education. Acad Med. 2003;78(9):893-8.
9. Canaris GJ, Steiner JF, Ridgway EC. Do traditional symptoms of hypothyroidism correlate with biochemical disease? J Gen Intern Med. 1997;12(9):544-50.

제4장

현병력: 타임머신이 아닌 타임라인

> 연대순(chronology)…은 중요하다. 현재로부터 시간을 거슬러 올라가거나 앞으로 건너뛰는 '타임머신' 스타일의 발표는 청취자를 우주미아로 만든다.
>
> Kurt Kroenke

> 현병력 내용이 통증과 설사 사이를 오가지 않도록 하자.
>
> 고학년 학생에 대한 교수의 피드백

타임라인: Hippocrates에서 Lawrence Weed까지

현병력에서 타임라인을 활용하는 것이 새로운 일은 아니다. Hippocrates는 《유행병》(기원전 400년경)에서 질병 경과를 설명할 때 타임라인을 세심하게 사용했다.

> 아이와 함께 3개월 동안 부두에 머물렀던 한 여인이 열병에 걸렸고, 즉시 허리에 통증이 생기기 시작했다. 셋째 날이 되자 머리와 목에 통증이 생겼고, 쇄골과 오른손으로까지 번졌다. 곧바로 그녀는 말을 하지 못하게 되었고, 하지 마비가 생긴 이후에 오른손에도 경련이 동반

> 되는 마비가 왔으며, 사고산란(incoherence)이 심했다. 그녀는 고통스러운 밤을 보냈으며, 불면에 시달렸고 담즙 이상과 동반되는 장 장애가 있었다. 넷째 날에 환자는 혀 움직임이 회복되었으나, 경련이 발생한 부위의 증상과 전신 통증이 남아있었다. 통증이 동반된 늑골하부(hypochondrium) 종창과 불면, 사고산란이 있었다. 장 장애가 있고 소변줄기가 가늘며 색도 좋지 않았다. 다섯째 날에는 급성의 발열과 늑골하부 통증이 일관성 없이 나타났으며 담즙성 설사가 있었고 밤에 땀이 나면서 열이 내렸다. 여섯째 날은 환자가 의식을 회복하였고 전반적인 증상이 완화되었다. 좌측 쇄골의 지속되는 통증, 갈증, 가는 소변줄기, 불면이 있었다. 일곱 번째 날에는 떨림, 약간의 의식저하, 쇄골과 좌측 팔에 남은 통증이 있었으며 정신이 맑아졌고 다른 증상도 모두 완화되었다. 3일간은 발열이 없었다. 열한 번째 날에는 증상이 재발하여 경직과 발열이 생겼다. 열네 번째 날 환자는 매우 많은 양의 담즙과 황색 토사물을 토하고 땀이 났으며, 열이 심해지면서 위기를 맞았다.[1]

Hippocrates는 자신이 관찰한 질병의 복잡한 자연경과를 세심하고 정확한 연대기를 통해서만 보고할 수 있음을 알고 있었다. 위의 증례에서 Hippocrates는 발열, 두통, 목과 쇄골 통증, 신경학적 증상, 복통, 설사, 구토의 변덕스러운 경과를 나타내는 질환에 대한 14일간의 경과를 기술하고 있다. 타임라인을 통해 이 서술을 이해할 수 있다. Paracelsus, Rhazes, Sydenham, Addison, Graves, Parkinson, Laennec, Charcot, Virchow, Osler, Reed, Cushing 등의 증례 병력을 읽다 보면 공통점이 있는데, 모두 증상에 대한 사려 깊은 시간대별 묘사가 강조되어 있다는 점이다. Thomas Sydenham이 남긴 17세기의 고전적인 홍역에 대한 설명을 검토해 보자.

> 일반적으로 홍역은 어린이에게 발병한다. 첫째 날에는 오한과 떨림이 있으며 더위와 추위가 번갈아가며 나타난다. 둘째 날에는 고열과 함께 불안감, 갈증, 식욕부진, 건조하지는 않지만 하얗게 변한 혀, 약간의 기침, 머리와 눈의 무거운 느낌, 졸음이 동반된다. 눈과 코에서는 분비물이 끊임없이 흘러나오는데 이것이 홍역의 가장 확실한 징후다. 4일째 되는 날까지 증상이 증가한다. 그런 다음 - 또는 때로는 5일째에 - 얼굴과 이마에 마치 벼룩에 물린 듯한 작고 붉은 반점이 나타난다. 이 반점들이 수가 늘어나고 모여서 얼굴에 큰 붉은 얼룩이 형성된다. 반점들은 작은 구진으로 이루어져 있고 피부보다 아주 약간 솟아 있어 눈에 잘 띄지 않으며 손가락으로 피부를 가볍게 쓸어보면 촉지할 수 있다. 반점은 먼저 얼굴을 덮은 후 가슴과 배로 번지고 나중에는 다리와 발목까지 퍼져나간다. 6일째쯤이면, 이마와 얼굴이 거칠어지기 시작하며, 종기는 사라지고 피부는 갈라진다. 몸의 나머지 부분에는 매우 넓고 붉은 얼룩이 자리한다. 약 8일째에는 얼굴에서는 반점이 사라지며 몸의 나머지 부분에서도 거의 나타나지 않는다. 9일째에는 온몸에서 반점을 찾을 수 없게 되지만, 얼굴과 팔다리 - 때로는 몸통에서도 - 에 얇고 가루처럼 벗겨지는 비늘(squmualae)이 나타난다. 이때 발열, 호흡곤란과 기침이 악화된다.[2]

현재의 학생들은 구두발표에 바로 이 같은 풍부한 연대기적 설명을 포함시켜야 한다. 거듭 말하지만 이 개념은 새로운 것이 아니다. 클리블랜드 의과대학 병원 《병력 및 신체검진 양식》(1945년)에 따르면 이 대학의 학생들은 현병력에 대해 다음과 같이 기록해야 한다:

> … 중요한 증상이 시작된 날짜와 함께 환자의 질환과 관련한 간결하고 논리적인 줄거리를 제시한다. 환자가 말하는 순서가 아니라, 사건

> 이 발생한 순서대로 기록한다. 발병의 특징과 가장 먼저 나타난 증상, 그리고 환자가 병원에 입원하기까지의 일련의 사건을 검토한다.
>
> 이 핸드북의 익명의 저자는 계속해서 다음과 같이 경고한다:
>
> 처음 현병력을 작성하는 학생들은 처음 제대로 정리되지 않은 증상들의 지리멸렬한 목록을 나열하는 일이 많다. 경과의 진행에 따라 제시될 수 있는 질병을 생각하면 이런 주먹구구식 현병력을 작성할 일이 줄어들 것이다. 그리고 새로운 질문이 떠오르면서 환자에 대한 보다 지능형 문진을 할 수 있게 된다.[3]

저자가 제안하는 '지능형 문진(intelligent interrogation)'을 위한 전제는 명확한 타임라인이다. 모든 질병의 자연경과는 일련의 사건으로 받아들일 수 있으며, 이 같은 사건의 순서가 현병력에 정확하게 기록되어 있지 않으면 진단이 어려울 수 있다.

의사이자 생화학자였던 Lawrence Weed 박사는 당시의 경과기록이 무계획적이고 부주의한 '잉크번짐' 및 '개인적 낙서'로 차있는 것에 좌절했다.[4] 그는 자신이 하는 기초과학 연구의 과학적 엄밀성과 좀 더 유용하고 체계적인 의무기록을 결합한 새로운 의사의 기록서식이 필요하다고 생각했다. 1964년 Irish Journal of Medical Science에 실린 논문에서 처음 제안된 Weed의 '문제 지향 의무기록(problem-oriented medical record)'은 이제 전 세계적으로 의료와 의학교육의 표준이 되었다. 이 논문에서 Weed는 사건과 데이터의 정확한 타임라인(필요한 경우 표나 그래프 사용)의 중요성과 현병력을 위한 유연한 형식의 필요성에 대해 언급한다:

> 현병력은 하나의 문제나 연속되는 여러 문제들에 대한 정보와 연관된 서술이어야 한다… 내용이 길고 데이터가 방대한 경우 표나 그래프를 만들어야 한다. 그래프나 표는 입원기간 및 그 이후 수집된 데이터를 확보된 시점에 추가할 수 있게 체계적으로 구성해야 한다. 특히 만성 질환의 경우 입원을 고립된 사건으로 취급해서는 안 되며, 더 통제된 조건을 바탕으로 이미 확립된 경과에서 몇 가지 정보를 더 얻을 수 있는 기회로 삼아야 한다…기존의 병력서식에 얽매이면 경과 관련 정보들이 분리된 채 일부는 과거기록에, 일부는 검사실 검사에, 일부는 계통문진 항목에 기록돼서 문제를 거의 이해할 수 없게 만들 수 있다.[4]

Weed의 통찰은 발열, 백혈구증가증(leukocytosis), 관절통, 발진, 간기능 이상으로 반복적으로 입원하여 면역억제제 azathioprine (AZA)을 복용 중인 크론병 환자의 증례에 아주 잘 적용된다. 감염성 원인은 배제되었고, 관절통과 발진으로 인해 크론병의 장외증상(extraintestinal manifestations)에 대한 우려가 있었지만, 별다른 특별한 염증성 장질환 치료 없이 증상이 자연 호전되었다:

> 결국 감염성 원인에 대한 증거가 없는 상태에서 세 번째 입원 후에야 AZA 과민증의 가능성을 본격적으로 고려하게 되었다. 열 발생 시점과 AZA 복용 시점을 정렬해 본 결과 관련성이 분명하게 확인되었다. AZA 과민증의 추가 증거로는 AZA를 중단할 때마다 임상증상이 뚜렷하게 개선되고, 복약을 재시도할 때마다 임상증상과 검사실 검사 소견이 악화되는 것을 들 수 있다. 노출 시마다 격화되는 반응은 과민반응(hypersensitivity reactions)의 전형적 특성이다.[5]

이 증례에서 환자가 복용한 약의 투여시점과 관련하여 열이 급

상승한 시점을 그래프로 표시했다면 시간적 관계를 명확히 파악하여 azathioprine 과민증을 조기에 진단할 수 있었을 것이다. Weed의 표현에 따르면 "연관된 정보들이 따로따로 분리된 채 제시되었고", 매우 중요한 정보들 간의 관계성이 세 번째 입원 시까지도 발견되지 않았다.

3일간의 오심, 구토, 복통 때문에 입원하여 음이온차(anion gap, AG) 30 및 혈당수치 250인 케톤산증으로 판명된 남자 환자의 모의 증례를 검토하면서 현병력 통합의 중요성을 살펴보자. 환자에게는 인슐린 점적 투여가 이뤄지기 시작했고 얼마 지나지 않아 심각한 저혈당 상태가 되었다. 상황을 되짚어 보니 타임라인상 그는 증상 발현 전에 이틀간 술을 마셨으며, 폭음이 잦았다는 중요한 사실이 누락되었다. 이 정보는 사회력에는 포함되어 있었으나, 현병력에 기록되지 않았다. 이 경우 정확한 진단명은 당뇨병성 케톤산증이 아닌 알코올성 케톤산증이다. 5% 포도당 생리식염수를 활용한 적극적인 수분보충만이 유일한 치료법이었다. 병력을 잘 통합하고 사건의 연대기를 완전하게 정리했다면 부적절한 인슐린 점적은 피할 수 있었을 것이다.

증례보고와 연대기의 중요성

증례보고는 선명하고 완결된 타임라인을 갖춘 잘 통합된 현병력의 중요성에 대해 많은 혜안을 준다. 많은 증례보고는 그래프와 표를 사용하여 임상경과의 시간적 세부사항과 사건간의 상호 관련성을 보여준다. 그림 4.1은 림프절 페스트(bubonic plague)에 걸린 7세 여아의 주요 사건, 증상, 진단검사, 항생제 치료, 중환자실 경과, 최종적인 회복을 보여주는 임상 타임라인이다.[6] 그림 4.2는 화학요법 중 예기치 못한 부신질자극호르몬 단독결핍(isolated adrenocorticotropic hormone deficiency, IAD)이 발생한 72세 위암 환자의 타임라인이다.[7] 환자는 처음에 항이뇨호르몬부적절분비증후군(syndrome of inappropriate antidiuretic hormone, SIADH) 추정진단하에 수분제한 처치를 받았으나 전해질 이상, 전신 피로 및 식욕부진이 개선되지 않았다. 일단 진단이 내려진 후 hydrocortisone을 투여하자 환자의 저나트륨혈증(hyponatremia)이 극적으로 개선되었으며 수행능력상태(performance status)도 향상되었다.

두 경우 모두 임상 타임라인은 질병의 자연사와 치료에 대한 반응 그 이상을 보여준다. 타임라인상 임상적 의사결정과 임상적 추론이 암시적으로 드러나는데, 여기에는 증례의 사건을 설명하기 위한 가설의 제시가 필요하다. 위암 및 IAD(부신피질자극호르몬 단독결핍) 환자에 대한 증례보고에서 저자는 체표의 상처, 감염, 수술이나 출혈과 같은 강력한 스트레스 요인이 IAD를 유발한다는 내용에 초점을 맞춰 열성 호중구 감소라는 스트레스가 환자에게 IAD의 유발원인이었을 것으로 추정한다. 성공적인 구두발표를 위한 모든 요소 – 정확한 타임라인, 핵심소견에 대한 풍부하고 집중적인 설명, 맥락에 부합하는 증례에 대한 진단평가 및 상황에 대한 설명 – 를 양질의 증례보고에서 찾을 수 있다. 따라서, 환자에 대해 잘 발표하려는 방법을 배우려는 학생은 가능한 많은 증례보고를 읽어야 한다.

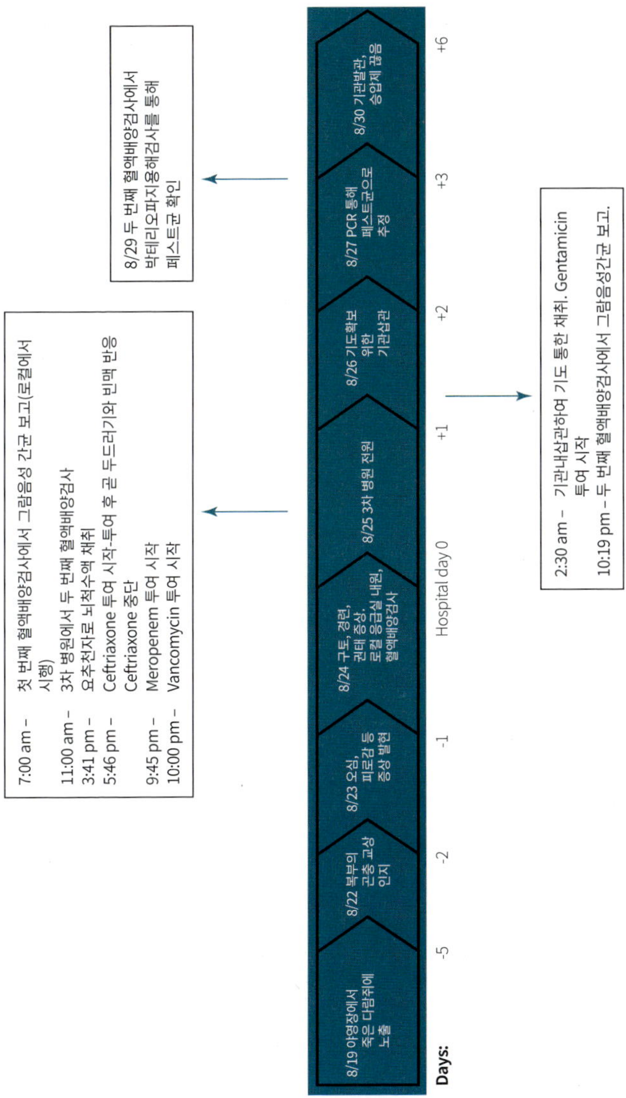

그림 4.1 림프절 페스트 이환 7세 여아의 사건 타임라인[6]

CSF, cerebrospinal fluid; DIC, disseminated intravascular coagulation. (Oxford University Press의 허가를 받아 Drummond et al. [6]에서 발췌)

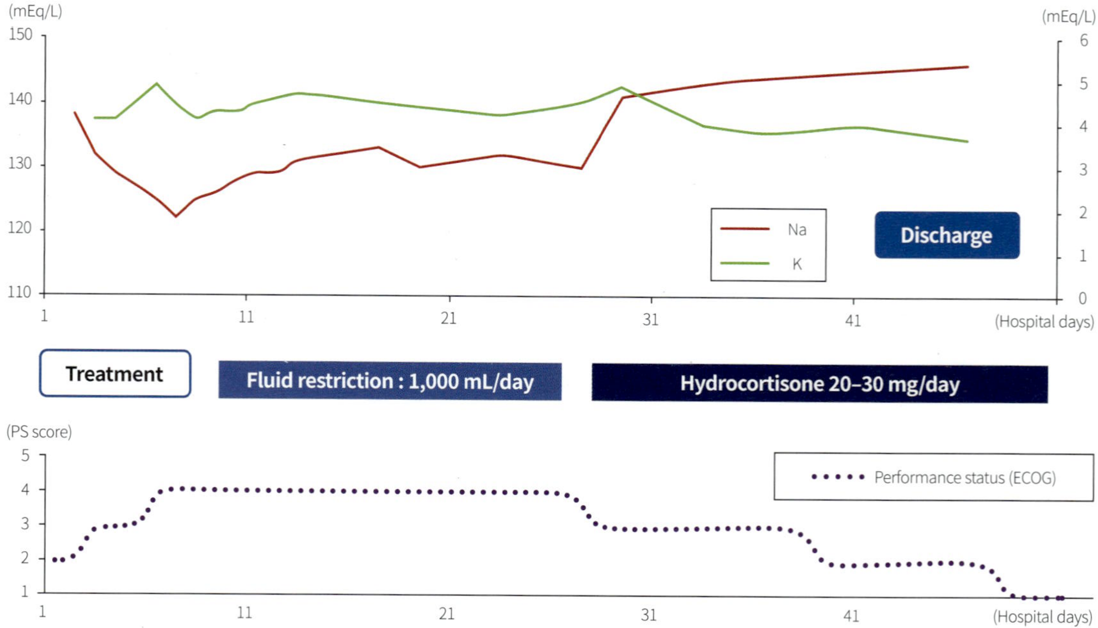

그림 4.2 화학요법 중인 위암과 부신피질자극호르몬 단독결핍증 이환 72세 환자의 타임라인[7]

ECOG, Eastern Cooperative Oncology Group; K, potassium; Na, sodium; PS, performance status. (저작권 © Kinoshita et al.[7], 라이센스 제공자 BioMed Central Ltd. 2014)

주소증에 대한 '기원설화(Origin story)'로서의 타임라인

당신은 2일간 오심, 구토, 복통을 호소하는 73세 남성 환자를 소장폐색(small bowel obstruction, SBO) 의증으로 입원시켰다. 환자의 병력을 검토한 결과 당신은 현병력의 타임라인(그림 4.3)이 입원 15년 전까지 거슬러 올라간다는 사실을 알게 되었다:

타임라인을 주소증의 '기원설화'로 생각하라. 이 환자의 경과는 입원 이틀 전의 오심, 구토 증상 발현에서 시작된 것이 아니다. 소장폐색은 2003년 환자가 대장암으로 결장반절제술(hemicolectomy)을 받으면서 시작되었다. 이 수술은 7년 후 장유착(adhesion)으로 인한 입원의 기저 원인으로 추정되며, 이후 소장폐색 발병으로 이어졌다. 이 병력은 여러 차례의 개복술 및 재발성 소장폐색 일화가 있는 환자에게는 보존적 접근(conservative approach)이 바람직함을 시사한다는 점에서 중요하다. 더 많은 수술은 더 많은 장유착을 유발할 뿐이며, 향후 문제 발생의 위험도 증가한다.

마찬가지로 비대상성 알코올 간경변 환자(MLED 23점; 역자 주-세계적으로 활용되는 간부전 평가 및 간이식 우선순위 의사결정 도구로 model for end-stage liver disease 점수체계로 불림. 23점은 중증도 5등급 중 status 4에 해당.)의 증례를 검토해 보자. 환자는 48세 여성으로 알코올 해독과 난치성 복수 때문에 입원했다. 병력상 이 환자 간경변의 '기원설화'는 20대에 겪은 군대에서의 성적 외상(sexual trauma) 사건에서 시작한다는 것을 알 수 있다. 그 후 외상후 스트레스 장애가 발생하여 과음이 시작되었고, 수년에 걸쳐 알코올 금단, 발작, 섬망 증

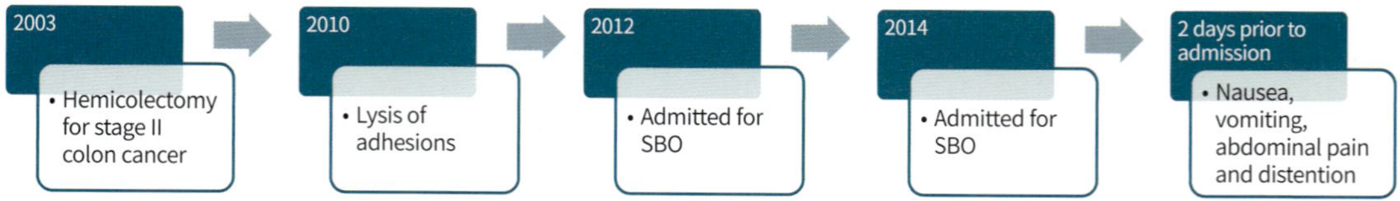
2003
• Hemicolectomy for stage II colon cancer
2010
• Lysis of adhesions
2012
• Admitted for SBO
2014
• Admitted for SBO
2 days prior to admission
• Nausea, vomiting, abdominal pain and distention

그림 4.3 오심, 구토, 복통이 있는 73세 남성의 임상 타임라인

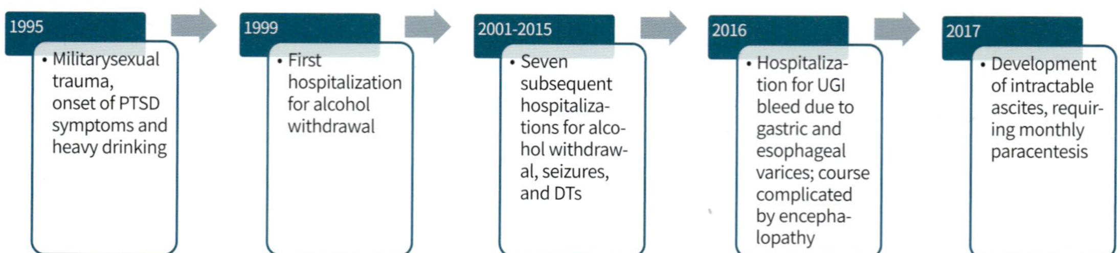

그림 4.4 알코올성 간경변증 이환 48세 여성의 임상 타임라인

상으로 수차례 입원했다. 최근에는 상부위장관 출혈이 발생하여 위 및 식도 정맥류 진단을 받았다. 그녀의 임상 타임라인(그림 4.4)은 치료되지 않은 외상후 스트레스 장애와 중증 알코올 중독의 영향에 관한 끔찍한 일화다.

이 증례에서 병력이 갖는 중요한 의미는 이 환자에게 군 시절의 성적 트라우마와 외상후 스트레스 장애에 대한 치료가 절실히 필요하다는 점이다. 간경변의 진행을 되돌리기는 너무 늦었지만, 환자의 심리적 고통을 치료함으로써 금주 및 간이식을 고려할 수 있을 정도의 간질환 경과 안정에 도움을 줄 수 있다.

일부 급성 질환의 경우 병원에 도착하기 며칠, 몇 시간, 심지어는 몇 분 전부터 타임라인이 시작되기도 한다. 평소 건강했던 66세 남성(그림 4.5)이 발열 및 급성 호흡기 증상으로 입원한 증례를 검토해 보자:

이 환자는 결국 패혈증이 합병증으로 발생할 경우 사망률이 30%에 이르는 중증 질환인 폐렴연쇄구균(*Streptococcus pneumoniae*) 유발 폐렴 진단을 받았다. 고열, 오한, 고밀도의 폐엽침윤의 급성 발현은 폐렴구균성 폐렴(pneumococcal pneumonia)의 전형적 증상이므로, 이 증례의 타임라인은 병인에 대한 중요한 단서를 제공한다.

모든 입원에 대한 개략적인 임상 타임라인의 줄거리를 정리하고 이를 사용하여 현병력의 경과를 발표하는 것은 고학년 학생에게 좋은 연습이 된다. 잘 정리된 타임라인은 일관성 및 집중력 있는 구두발표에 도움이 된다. 아울러, 현병력의 '기원설화'는 팀이 전반적인 상황을 인지하고 환자의 생애 전체에 걸친 질환의 맥락을 이해하는 데 도움이 된다.

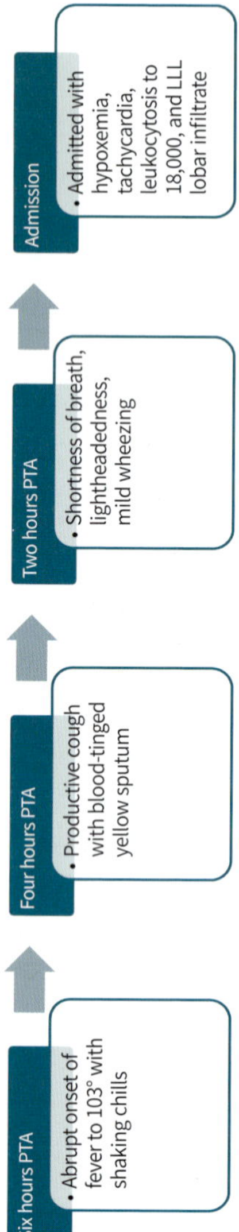

그림 4.5 급성 호흡기 증상을 보이는 66세 남성의 임상 타임라인

임상 플로우 시트(Clinical Flow Sheet)

Lawrence Weed는 1968년 발표한 그의 기념비적인 논문인 "Medical Records that Guide and Teach"에서 이렇게 말한다:

> 플로우 시트는 급성질환 환자에게만 적용되어서는 안 된다. 다수의 만성 증상은 매일, 매주 또는 매월 시간의 흐름에 따른 여러 변수의 관계를 통해 가장 잘 이해되고 관리된다. 많은 고혈압, 당뇨병, 신장 및 간질환 환자들에게 잘 구성되고 최신 정보가 업데이트된 플로우 시트가 필요하다. [8]

표 4.1은 격렬한 신체접촉을 동반한 미식축구 연습을 마치고 10분간 냉수에 몸을 담근 직후 난치성 근경련(intractable muscle cramping)이 발생한 19세 미식축구 선수의 임상 데이터다. 이 선수는 횡문근융해증(rhabdomyolysis) 및 급성 신손상 진단을 받았으며, 칼륨 혼합 경정맥 수액 투여로 회복되었다.

이 플로우 시트는 환자의 급성 신손상이 신속하게 회복되고 크레아틴키나제와 미오글로빈 수치가 점진적으로 감소하는 것을 보여주는 주요 검사 데이터를 제공한다. 이 증례보고의 저자는 격렬한 운동과 냉수욕에 수반된 극단적인 온도 변화가 근육 외상을 유발했다는 가설을 세우고, 근육 회복을 촉진하는 것으로 알려진 냉수욕이 실제로는 격렬한 활동 후 근육 외상의 위험을 증가시킬 수 있다고 결론지었다.

플로우 시트를 통해 임상의는 증례의 역학, 즉 임상 타임라인의 근간이 되는 생리적 힘(physiologic forces)을 확인하고 이해할 수 있다.

표 4.1 예방적 냉수욕 후 발생한 대학 미식축구 선수의 운동성 횡문근융해증[9]

일시						
생화학 지표	**8월 9일 오후 2시 34분**	**8월 9일 오후 6시 55분**	**8월 9일 오후 11시 30분**	**8월 10일 오전 5시 5분**	**8월 14일 오후 1시 17분**	**정상수치 범위[a]**
Creatine kinase, IU/L	2,545	2,352	2,661	2,668	999	0-190
Myoglobin, ng/mL	499	680	354	190	118	0-149
Potassium, mEq/L	3.2	4.2	4	4.5	4.4	3.3-5.3
Total carbon dioxide content, mEq/L	23	27.7	26.7	29.2	29.8	23.0-29.0
Chloride, mEq/L	95	106	106	108	99	100-112
Glucose, mg/dL	180	83	97	87	98	70-125
Creatinine, mg/dL	1.6	1.2	1.1	1	1.1	0.5-1.4
Calcium, mg/dL	10.7	8.7	9	8.9	10.5	8.5-10.5

Kahanov et al. [9]의 허락하에 전재

[a] 일반인구집단 검사실 데이터 기반

표 4.2 학생이 작성한 울혈성 심부전 환자의 플로우 시트

일시	6/8	6/9	6/10	6/11	6/12	6/13	6/14	6/15
혈압	98/60	94/62	105/70	102/66	112/74	116/68	124/70	128/74
체중(kg)	93.2	91.8	90.4	89.3	88.9	88.0	87.2	87.0
I/O (cc)	-1,900	-2,000	-1,500	-1,200	-800	-800	-600	-200
Na	128	127	129	131	133	135	134	134
K	3.1	3.3	3.8	3.6	4.1	4.4	3.5	3.8
Creatinine	1.6	1.7	1.5	1.3	1.2	1.2	1.3	1.1
경정맥압(JVP, cm)	14	12	10	10	9	8	8	6
수포음	½up	½up	¼up	¼up	양측 기저	양측 기저	-	-
하지부종	3+	2+	2+	2+	1+	1+	경미함	경미함
산소포화도(O_2 sat %)	88-90	93	91	93	92	90	91	94
흡입산소분율(FiO_2)	0.50	0.50	0.32	0.32	0.28	0.24	0.21	0.21
Furosemide 용량(mg)	80 경정맥 bid	40 경정맥 bid	40 경정맥 bid	40 경정맥	40 경정맥	40 경구 bid	40 경구 bid	40 경구
Lisinopril 용량(mg)	5	5	10	10	20	20	20	20

표 4.2는 울혈성 심부전으로 입원한 환자의 플로우 시트다. 이 표는 이 같은 까다로운 질환에서의 생리와 약리 간의 복잡한 상호작용을 이해하는 데 도움이 된다.

숙련된 의사에게 플로우 시트는 교향곡의 악보처럼 읽힌다. 데이터를 볼 때마다 증례의 화성(harmonics)과 불협화음(dissonances)이 머릿속에서 펼쳐진다. 다시 말해, 비유를 좀 더 확장하자면 우리는 증례의 음악을 듣게 되며, 모든 것이 어떻게 서로 맞물려 있는지 이해하기 시작한다.

현병력 발표의 일곱 가지 핵심 요점

1. 각 입원 환자의 시간 순서에 따른 경과를 도식화하고 병력을 설명할 때 이를 활용한다.
2. 타임라인을 유지하며, 문제의 발단에서 시작하여 선형적으로 진행한다. 타임머신이 아니라 타임라인임을 기억한다.
3. 주소증의 진정한 발병시점, 즉 '기원설화'를 파악하고 그 지점부터 병력 발표를 시작한다.
4. 병력을 생생하게 전달한다. 시간 경과에 따른 주요 사건과 증상을 자세하게 설명한다.
5. 기존의 병력 형식에 구애받지 않는다. 모든 관련 정보는 병력에서 통합적으로 제시되어야 한다. 분리해서 제시할 경우 문제 파악이 어려워진다.
6. 복잡한 질환을 앓는 환자로 경과추적을 위해 다양한 지표를 측정해야 하는 경우 플로우 시트를 작성한다. 플로우 시트를 매일 업데

이트하고, 환자 회진 시에 참고하도록 한다.

7. 병력은 암기해서 발표한다. 경과를 이야기하는 것이 기록을 읽어 내려가는 것보다 효과적이며 대개 더 유려하고 간결하다.

참고문헌

1. The Internet Classics Archive [Internet]. Of the epidemics. Available from: http://classics.mit.edu/Hippocrates/epidemics.1.i.html. Accessed 10 June 2018.
2. Sydenham T, Greenhill WA, Latham RG. The works of Thomas Sydenham, M.d.; Volume 2. London: Sydenham Society; 1850.
3. Anonymous. Form of medical history and physical examination. University Hospitals of Cleveland Department of Medicine; 1945. pp. 1–2.
4. Weed LL. Medical records, patient care, and medical education. Ir J Med Sci. 1964;462:271–82.
5. Mookherjee S, Narayanan M, Uchiyama T, Wentworth KL. Three hospital admissions in 9 days to diagnose azathioprine hypersensitivity in a patient with Crohn's disease. Am J Ther. 2015;22(2):e28-32.
6. Drummond WK, Nelson CA, Fowler J, Epson EE, Mead PS, Lawaczeck EW. Plague in a Pediatric Patient: Case Report and Use of Polymerase Chain Reaction as a Diagnostic Aid. J Pediatric Infect Dis Soc. 2014;3(4):e38-41.
7. Kinoshita J, Higashino S, Fushida S, Oyama K, Watanabe T, Okamoto K, et al. Isolated adrenocorticotropic hormone deficiency development during chemotherapy for gastric cancer: a case report. J Med Case Rep. 2014;8:90.
8. Weed LL. Medical records that guide and teach. N Engl J Med. 1968;278(12):652-7 concl.
9. Kahanov L, Eberman LE, Wasik M, Alvey T. Exertional rhabdomyolysis

in a collegiate american football player after preventive cold-water immersion: a case report. J Athl Train. 2012;47(2):228-32.

제5장

양성 그리고 음성 관련 소견

구두발표에서의 양성, 음성 관련 소견의 역할

구두발표는 주소증으로 시작한 후 질병의 경과 및 발병의 밀접한 관계를 설명하는 타임라인으로 이어진다. 그 이후에는 양성 및 음성 관련 소견이 이어진다. 양성 관련 소견은 질병의 대표적인 징후와 증상을 활용하여 특정 진단에 대한 논거를 만드는 데 도움이 된다. 이 같은 전형적 소견이 많을수록 진단의 가능성이 올라간다. 음성 관련 소견은 주 진단에 대한 대안을 배제하는 동시에 철저한 감별진단이 이루어졌음을 보여주는 데 도움이 된다. 양성 관련 소견은 일반적으로 경험과 반복에 의한 암기로 학습된다. 음성 관련 소견은 예상되는 양성 소견이 존재하지 않는 경우(예: 비보상성 심부전 징후를 보이나 체중 증가가 동반되지 않는 환자)나 해당 증상의 부재가 다른 진단을 배제하는 데 도움이 되는 소견(예: 배뇨장애, 복통 또는 경부 강직이 없는 발열 및 습성기침 환자)이 모두 포함된다. 음성 관련 소견은 암기로 습득되는 것이 아니라 감별진단을 통해 도출되며 좀 더 높은 수준의 분석적, 창의적 사고를 필요로 한다. 현미경의 조정자를 조작하듯 양성 및 음성 관련 소견을 함께 활용하여 선명한 진단에 도달할 수 있다.

초보 연자가 알아야 할 중요사항은 진단에 대한 논거가 현병력에서 시작된다는 것이다. 현병력에서는 과거력, 수술력, 약물력, 알레르기, 가족력, 사회력, 계통문진 등 모든 병력 데이터상 선별된 관련성 있는 정보가 논리적 순서에 따라 제시되어야 한다. 이 과정은 간단해 보이지만, 실제 양성 및 음성 관련 소견을 선택하고 중요하지 않은 정보를 제외하기 위해서는 신중한 사고와 경험, 임상적 판단력이 필요하다. 또한 데이터의 편집, 구성 및 제시 방식에 따라 진단에 대한 주장 및 감별의 순위가 현병력에 암시적으로 드러난다는 점을 이해하는 것도 중요하다. 명시적인 논증은 진단평가 후반부에 "가장 가능성이 높은 진단은…", "감별진단에 포함되는 질환으로는…"과 같은 문구로 드러난다. 다시 말해서, 현병력은 단순히 질환에 대한 일화가 아니다. 현병력은 타임라인과 양성 및 음성 관련 소견을 활용하여 진단평가를 위한 프레임워크를 구축한다.

양성 관련 소견의 학습

양성 관련 소견은 정상적인 의학 교육 과정을 통한 학습과 암기를 거쳐 내면화된다. 경험과 반복을 통해 수많은 증상과 질환에 대한 양성 관련 소견이 기억에 안전하게 저장되며, 이후 별다른 노력 없이도 기억해 낼 수 있다. 예컨대, 천식은 천명음, 호흡곤란, 가역성, 기관지 확장제에 대한 반응, 찬공기, 운동, 알레르기 항원, 호흡기 감염 등 유발요인과 관련이 있다. 신결석은 허리, 옆구리, 또는 서혜부 통증, 혈뇨, 배뇨장애, 오심, 구토를 유발하고, 80%가 방사선비투과성이며, 크기 5 mm가 넘는 결석은 자연적으로 배출되지 않을 가능성이 높다. 고관절 골관절염은 허벅지 앞쪽으로 퍼져나가는 서혜부 통증을 유발하며, 체중부하 시 악화되고 휴식을 통해 완화된다. 심낭염은 날카롭고 찌르는 듯한 흉통이 심호흡 시나 누운 자세에서 더 악화되며 앉아서 앞으로 숙이는 자세에서 호전된다. 심낭염의 심전도 소견에는 광범위한 ST 분절 상승과 PR 분절 하강이 포함된다. 셀리악병은 만성 설사, 체중 감소, 글루텐 불내성, 한포진 피부염, 철분 결핍성 빈혈, 조직 트랜스글루타미나제 항체와 관련이 있다. 필자는 30년 경력의 내과 의사로서 이 같은 양성 관련 소견에 대해 별다른 어려움 없이도 설명할 수 있다. 여러분이 이제 고학년에 막 진입한 학생이라면 접하는 모든 진단에 대한 양성 관련 소견 목록을 작성하여 자주 참조하는 것이 좋다. Hippocrates가 의학지식의 전달에 있어 유용하고 기억하기 쉬운 방법으로써 격언(aphorisms, 보편적 진리를 담고 있는 간결한 관찰 결과)을 활용해 의학을 교육했다는 사실을 기억하자. 현대의학에서의 격언은 양성 관련 소견이다. "흉골하 부위 흉통이 운동성으로 나타나며 니트로글리세린으로 완화되면 협심증이다."라는 문장은 협심증의 흉통에 대한 세 가지 최중요 양성 관련 소견을 기억하기 위한 훌륭한 방법이다. 학생은 환자를 살피고, 진찰결과를 읽고, 회진 시에 환자에 대해 발표하는 삼중의 경험을 통해 양성 관련 소견을 기억하게 된다.

증례에서의 양성 및 음성 관련 소견

다음은 흉통이 있는 53세 남성의 증례에서 협심증 추정진단과 관련된 양성소견을 굵은 글씨체로 표시한 것이다.

증례 1: 흉통

고혈압, **2형당뇨병**, **고지혈증**이 있는 **53세 남성**에게 3개월째 지속되는 **운동성 흉통**이 나타났다. 처음에는 언덕을 빠르게 올라가거나 계단을 한 번에 세 개씩 오르는 등 격렬한 운동을 할 때만 발생했으나, 지난 2주 사이에는 약 **15 m**(역자 주 - 원서에는 50 feet)**를 걷거나 반 계단만 오르는 정도**에도 통증이 발생하고 있다. 흉통은 **흉골 밑에서 나타나며 목과 왼쪽 팔로 퍼져나가고 구역, 발한(diaphoresis), 호흡곤란**이 동반된다. 통증을 치료하기 위해 설하 nitroglycerin을 복용해 본 적은 없다. 3개월 전에는 흉통이 전혀 없었으며, 과거에 심장 검사를 받아본 적이 없다.

- 약물력: 최근 저혈압 때문에 losartan 투여 용량을 줄였다. 매일 aspirin 81 mg을 복용하지만 statin을 처방받은 적은 없다. 전립선비대증 증상 때문에 일반의약품(OTC) 쏘팔메토(saw palmetto)를 복용 중이다.
- 가족력: **부친은 49세에 심근경색**을 앓았으며 **63세에 대장암으로 사망**. 모친은 고혈압이 있었으며 77세에 뇌졸중으로 사망. 여동생은 32세에 백혈병 치료를 받았다.
- 사회력: 환자는 **35년간 하루에 담배를 한 갑씩 피워온 흡연자이며**, 하루 2-3잔의 맥주를 마신다. 20년 전 마지막으로 코카인을 사용한 적이 있다. 가끔 마리화나를 피우며 기계공으로 일하는 중이다.
- 계통문진
  - 만성 요통이 있고 최근 악화됨. 간헐적으로 우측 무릎의 통증 및 부종 발생.
  - 알레르기성 비염으로 일반의약품 loratadine 복용 중.
  - **지난 3개월간 간헐적 흑색변이 있었음.**
  - 소변이 느리게 나오며 최근 3회의 야뇨가 있었음.
  - 지난 3개월간 약 4.5 kg(역자 주 - 원서에는 10 pound)의 체중이 증가함.
  - 2개월 전 모친이 사망한 후부터 우울감이 있음. 수면상태 불량.

- 1주간 기침을 하면서 황색 객담이 배출됨. 발열 없음. 객혈 없음. 천명 없음. **6주 전 치아 두 개를 발치하고 치아농양 치료를 받았음.**

증례 1의 검토

이 증례는 진행성 협심증의 전형적인 위험요인 및 다수의 대표적 양상을 보여주는 간단한 사례다. 빈혈은 협심증의 역치를 낮추고 주요 발병 원인이 될 수 있으므로 간헐성 흑색변과 대장암 가족력은 양성 관련 소견이 될 수 있다. 환자에게 심한 빈혈 증상이 새로 나타났다면, 확인 가능한 흑색변과 대장암 가족력이 현병력에 제시되어야 한다. 흉통과 기침은 심내막염의 흔한 증상이므로 근래의 발치 및 치아농양은 잠재적으로 관련성이 있으나, 환자에게 발열이 없고(여기서는 음성 관련 소견), 흉통이 전형적인 협심통 양상이라는 점 때문에 심내막염으로 진단될 여지는 거의 없다. 흑색벽, 대장암 가족력, 최근의 치아 농양은 조건부 또는 잠재적 양성 관련 소견으로 여겨질 수 있으나, 지난 6개월 사이 헤모글로빈 수치가 14에서 7로 떨어졌거나 입원 후 열이 치솟기 시작해 혈액배양 검사에서 양성이 나온 경우와 같은 특정 상황에서만 관련성을 갖는다.

양성 관련 소견은 주어진 진단에 대한 첫인상(prima facie, "언뜻 보기에" 또는 "겉으로 보기에")에 대한 논증을 하는 데 가장 유용하다는 점에 유의한다. 감별을 수행하고 다양한 진단의 가능성을 검토하는 일은 양성 관련 소견만으로는 해낼 수 없다. 양성 관련 소견은 추정진단에 포함시키고, 음성 관련 소견은 배제진단에 활용하게 된다. 따라서 양성 관련 소견으로만 강하게 뒷받침되는 진단을 도출하는 것만으로는 충분치 않으며, 음성 관련 소견을 통해 경합하는 진단을 배제해야 한다. 음성 관련 증상이 예상치 못한 방향으로의 감별진단을 유도하고, 모호하지만 필수적인 양성 관련 소견 하나가 흔치 않은 진단을 확정하는 데 도움이 되었던 더 난이도 높은 흉통 증례 하나를 검토해 보자.

증례 2: 흉통

천식과 **고지혈증** 병력이 있는 43세 히스패닉계 남성에게 10일간 **흉골 하부의 통증**이 발생했다. **처음에는 중간 정도 강도의 운동 시에 나타났으나, 지난 하루 사이에는 휴식 중에도 증상이 있었다.** 흉통은 **'꽉 조이고 쥐어짜는 듯한'** 양상이었으며 **증상이 목으로 퍼져나갔으나** *흉막염은 아니었다.* **호흡곤란, 오심 및 발한**이 동반되었다. **오늘까지는 휴식으로 증상이 완화**되었다. *음식이나 제산제로는 호전되지 않았다. 환자에게 고혈압이나 당뇨병 과거력은 없으며 흡연력도 없다. 심장질환 가족력은 없다.*

- 과거력: 경증의 간헐성 천식이 있고 심한 운동 시에만 가끔 주 2회 미만의 빈도로 천명음이 발생. 천식으로 입원한 적은 없음. **고지혈증으로 simvastatin 복용 중**이며 최근의 **LDL 콜레스테롤 수치는 128**, *HDL은 56*.
- 약물력: Simvastatin 복용 중. 필요할 때 albuterol 분무제 흡입
- 수술력: 원격 충수절제술(remote appendectomy) 및 좌측 무릎 관절경 검사
- 가족력: 부친은 69세로 고혈압 치료 중. 모친은 42세에 난소암으로 사망. 건강한 두 여동생 있음.
- 사회력: 비흡연자, 현재까지 마약류 투약경험 없음. 일주일에 며칠은 2-3잔 정도의 맥주를 마심. *마지막 코카인 사용은 19년 전*. 주조공장에서

일하며 결혼했으나 자녀는 없음.

- 성적 병력(sexual history): 배우자와 15년간 일부일처 혼인 유지. 남성과의 성관계 경험 없음. **20년 전 과테말라에서 진단이 불분명한 성병치료를 위해 '알약'을 복용했음.**
- 계통문진
  - 만성 요통.
  - 일주일에 2-3회 빈도의 위식도역류질환 증상.
  - 경도의 건선으로 필요할 때마다 국소 스테로이드 크림 사용.
  - *하지 파행 증상 없음*.
- 관련성 있는 신체검진 소견
  - 정상 생체징후, 혈압 132/74.
  - *경동맥, 복대동맥, 대퇴동맥 잡음(bruit) 없음*.
  - 경정맥압 7 cm.
  - 폐청진 이상 소견 없음.
  - 제1심음, 제2심음 정상, 심잡음이나 말발굽음 없음.
  - *대퇴동맥, 후경골동맥, 족배동맥 정상*.
  - 말초부종 없음.
- 심전도검사: 정상 심전도, **연속 심전도에서는 전방 및 하부 리드에 가변적 ST 분절 하강이 나타남.**
- 좌측 심장 카테터 삽입 결과: **좌주간동맥 98% 협착, 우심장동맥 70% 협착,** *나머지 심장동맥 이상 없음*.

증례 2의 검토

첫 번째 증례와 마찬가지로 증례 2의 양성 관련 소견은 진행성 협심증 진단을 강하게 뒷받침한다. 다만 음성 관련 소견은 협심증의 원인으로

죽상동맥경화증을 가리키지는 않는다. 환자는 젊고 심장 위험요인이 거의 없으며 가족력도 없다. 환자의 고지혈증은 simvastatin으로 조절되고 있다. 관상동맥질환에 자주 수반되는 말초혈관질환의 징후나 증상은 없다. 가장 눈에 띄는 양상은 원위 관상동맥의 문제가 전혀 없는 좌주간동맥과 우관상동맥의 중증 개구부 질환(ostial disease)이다. 이는 병인이 관상동맥이 아니라 대동맥에 있음을 시사한다. 관상동맥 개구부 병변을 동반한 대동맥염(aortitis)의 감별진단에는 거대세포 동맥염(giant cell arteritis), 타카야수 동맥염(Takayasu arteritis) 및 매독이 포함된다.[1] 거대세포 동맥염은 50세 이상 환자에서 발생하며 일반적으로 혀나 턱의 파행(claudication) 또는 시력상실을 동반하며, 독립적으로 나타나는 관상동맥 개구부 질환은 극히 드물다. 타카야수 동맥염은 일반적으로 젊은 여성에게 발생하며, 영향을 받은 대동맥 분지에 따라 안구허혈 증후군(ocular ischemic syndromes), 뇌졸중, 상지 허혈(pulseless disease, 무맥병)이나 중증 고혈압이 나타날 수 있다. 반면에 매독성 대동맥염은 독립된 관상동맥 개구부 협착증이 나타난다. 20년 전 불분명한 치료를 받았던 성병 병력이 이 진단을 뒷받침하는 주요 양성 관련 소견이며, 이후 RPR(역자 주 - Rapid Plasma Reagin. 매독 감염 시 인체에서 생성되는 일군의 항지질 항체, 즉 reagin을 응집반응으로 측정하는 nontreponemal test) 1:64 양성 및 MHA-TP(역자 주 - Microhemagglutination test for antibodies to Treponema pallidum. 매독의 원인균인 Treponema pallidum에 대한 특이 항체를 측정하는 treponemal test) 양성으로 확진되었다. 관상동맥 개구부 협착증을 동반한 매독성 대동맥염은 일반적으로 관상동맥 우회술이 필요하다. 페니실린 치료로 발생할 수 있는 전신 염증반응인 야리슈-헤르크스하이머 반응(Jarisch-Herxheimer reaction)으로 인한 치명적인 개구부 폐색의 이론상 위험을 고려하여 수술은 일반적으로 항생제 투여 전에 시행된다. 이 환자는 신경매독 배제를 위한 요추 천자 후 관상동맥우회술을 성공적으로 받았으며, 이어서 14일간 페니실린 정맥투여가 이루어졌다.

위에서 검토한 증례의 경우, 음성 관련 소견이 문제의 실제 원인 및 해부학적 위치의 파악에 매우 중요했다. 다음에 살펴볼 복통 증례의 경우, 핵심적인 음성 관련 소견 하나로 인해 진단이 달라진다.

증례 3: 복통

고혈압, 2형당뇨병, 만성폐쇄폐질환, 통풍, 원위부 대장게실염(remote diverticulitis) 과거력이 있는 82세 여성이 어젯밤부터 **열이 38.33℃** (역자 주 - 원서에는 101℉라고만 표기)까지 오르면서 **3일간 우상복부 통증, 구역, 구토** 증상을 보였다. **경련성 통증(colicky)이 우측 견갑골 바로 아래 지점으로 퍼져나간다.** 환자는 지난밤 **통증 때문에 잠에서 깼으며**, 어떤 조치를 해도 통증이 완화되지 않았다고 한다. **지방이 많은 음식을 먹으면 통증이 악화되는 것 같다**고 하며, **지난 1년 사이 이와 양상이 유사하지만 심하지 않은 우상복부 통증이 3-4회** 정도 있었다. *변비, 설사, 흑색변, 혈변이나 위식도역류질환 증상은 없다. 혈뇨, 배뇨장애 및 옆구리 통증도 없다.* 환자는 매일 81 mg의 aspirin을 복용하지만 *NSAID는 복용하지 않고 있다.* 7년 전에 단순 급성 게실염으로 입원한 적이 있으며, 항생제 처치로 해결되었다.

- 약물력: Aspirin, atorvastatin, lisinopril, amlodipine, allopurinol, glargine insulin(역자 주 - 지속형 인슐린), aspart insulin(역자 주 - 속효성 인슐린)

- 수술력: *45년 전 충수절제술, 34년 전 복식 자궁전절제술(total abdominal hysterectomy)*
- 가족력: 모친은 69세에 폐암으로 사망, 부친은 57세에 뇌졸중으로 사망
- 사회력: 음주력, 흡연력 및 마약류 투약경험 없음. 은퇴한 대학 교수. 기혼이나 자녀는 없음.
- 계통문진
  - 최근 공복 혈당은 90에서 140, 무작위 혈당 <180으로 당조절이 잘 되고 저혈당 증상 없음. 최근 당화혈색소 7.6%.
  - 흉통 없음.
  - 가벼운 천명이 일주일에 두세 번 있으며 prn으로 albuterol 분무제 흡입 시 완화됨. 91.44 m(역자 주 - 원서에는 100 yard)를 걷거나 계단을 한 층 오르면 호흡곤란이 발생함.
  - 왼쪽 무릎에 만성 관절염으로 인한 통증. 경과가 안정적인 만성 요통이 있음.
- 관련성 있는 신체검진 소견
  - 생체징후: **체온 38.78℃(역자 주-원서에는 101.8℉), 맥박 110회/분, 호흡수 24회/분, 혈압 96/64.**
  - *공막(sclear)의 황달소견 없음.*
  - 폐청진 이상 소견 없음.
  - 제1심음, 제2심음 정상, 심잡음이나 말발굽음 없음.
  - 복부의 장음(bowel sounds) 감소. **머피 징후(Murphy sign)를 동반한 중등도의 우상복부(RUQ) 압통**. *종괴 및 장기비대(organomegaly) 없음.*
- 관련성 있는 검사실 검사 및 영상 검사 결과: **백혈구 16,800 및 좌방 이동** (역자 주 - left shift, 백혈구 검사상 미성숙 과립구가 관찰되는 경우를 말함. 급만성 백혈병이나 세균감염을 의미). *간기능 검사 정상.*
- 우상복부 초음파검사: *담석 없음. 담낭벽 비후 및 담낭주변 액체저류*

(pericholecystic fluid) 없음.

증례 3의 검토

이 증례의 고령 환자는 급성 담낭염의 전형적 징후 및 증상을 보인다. 놀랍게도 이 환자의 우상복부 초음파검사 결과 담석이 보이지 않고, 담낭염을 의심할 만한 다른 소견도 발견되지 않았는데 이는 진단과 깊은 관련이 있는 음성 소견이다. 담도 외의 발열원을 찾아볼 여지도 있으나, 담낭염에 대한 매우 설득력 있는 증례를 만드는 여러 양성 소견을 무시하기는 어렵다. 여기서 요점은 초음파검사상 음성 소견이 나왔다고 해서 담낭염 진단을 포기하지 말고 좀 더 흔치 않은 선택지로서 무결석 담낭염(acalculous cholecystitis)을 고려해 보는 것이다. 무결석 담낭염은 일반적으로 쇼크, 패혈증, 외상, 화상 및 장기간의 경정맥영양(TPN) 상태에 놓인 중증의 중환자실 환자에게서 발생한다. 이 질환은 천공 및 복막염 합병증이 나타나 사망률이 증가하는 괴저성 담낭염(gangrenous cholecystitis)과 관련이 있다. 무결석 담낭염에서 초음파검사 민감도(진단기준: 3.5 mm를 초과하는 담낭벽 비후, 담낭주변 액체저류 및 담낭 슬러지)는 29%에서 92%까지의 넓은 범위에 걸쳐 있으므로,[2] 언제나 우상복부 초음파의 위음성 결과 가능성을 고려해야 한다. 담낭염 징후와 증상이 있고 초음파검사에서 음성 또는 모호한 소견이 관찰된다면, HIDA 방사성핵종 담관조영술(역자 주 - HIDA 즉, hydroxy iminodiacetic acid는 방사능동위원소로 정맥주입 시 알부민과 결합하여 혈관을 통해 간을 거쳐 담관으로 배출되므로 담낭이 막힌 경우 스캔상 담낭이 보이지 않아 급성담낭염 진단이 가능. 이 검사는 민감도와 특이도가 각각 87-98%, 81-100% 정도로 높아 복부초음파로 급성담낭염 진단이 어려운 경우 유용함)이 합당한 다음 절차다. 이 환자는

HIDA 스캔상 담낭이 보이지 않아 진단이 이뤄졌으며, 항생제 정맥투여 및 복강경 담낭절제술로 성공적으로 치료되었다.

어떤 증례에서는 두 가지 이상의 진단을 시사하는 것처럼 보이는 양성 관련 소견이 중첩되어 나타나는 경우도 있다. 만성 두통이 있고 지난 3개월 동안 증상이 악화되어 온 여성 환자의 증례를 살펴보자.

증례 4: 만성 두통

17세 무렵부터 만성 두통을 앓아온 34세 여성이 두통 증상의 악화 양상을 보인다. **이전에는 중등도의 두통이 일주일에 한두 번 있었으나, 지난 3개월 사이에는 심한 두통이 매일 나타났다.** 두통은 보통 **하루 중 늦은 시간에 발생**하며 **목과 후두부 통증으로 시작해서 양쪽 전두부의 박동성 통증으로 이어진다.** 증상은 **최대 3-4시간 정도 유지**되나, 더 오래 지속되기도 한다. 두통과 함께 **광공포증(photophobia) 및 소리공포증(phonophobia)**이 동반된다. *전조(aura), 섬광암점 (photoscotomata,* 역자 주 - 두통환자에게서 나타나는 시야 일부의 소실 현상으로 시야의 중심에 암점이 나타나 시야주변을 향하여 번쩍번쩍 빛나는 섬광이 퍼져나가는 증상), *목의 강직, 위약감, 이상감각, 눈물분비 (lacrimation), 콧물, 측두부 압통, 시각상실은 동반되지 않는다.* **3개월 전까지는 naproxen 400 mg을 복용하면 통증이 즉시 완화**되었으나, **최근에는 하루에 2-3번 복용해도 효과가 잘 나지 않는다.** 환자는 *과거에 sumatriptan를 여러 차례 복용했으나 증상이 개선되지 않았다.* 두통은 *월경주기와는 관련이 없는 것으로 보이며, 환자의 경구피임약 복용력은 없다.* **어둡고 조용한 방에 가만히 누워있는 것이 도움이 될 때가 있으나,** 직장에서 두통이 잦지만, 누울 곳을 찾을 수가 없다. **최근 직장**

및 개인사에서 심한 스트레스를 받고 있다.

- 과거력: 만성 두통, 계절성 알레르기성 비염, 비만(BMI 34.2)
- 약물력: 상기의 naproxen, 매일 loratadine 10 mg 복용
- 가족력: **모친이 56세에 뇌동맥류로 수술**. 부친은 62세로 고혈압. 두 여동생과 한 명의 오빠가 있으며 건강함. 자녀 없음.
- 사회력: **흡연자, 17갑년**. 월 1-2회 음주. 마약류 투약경험 없음. 파트너 한 명과 원활한 성생활, 보통 콘돔 사용. 세일즈 매니저로 일하고 있으며 여행이 잦음.
- 계통문진:
  - 손과 손목에 습진이 있고 필요시마다 국소 스테로이드 제제 사용
- 관련성 있는 신체검진 소견
  - 생체징후: 체온 36.89℃(역자 주-원서에는 98.4℉), 맥박 76회/분, 호흡수 14회/분, 혈압 118/78.
  - *안저검사(funduscopic examination) 정상: 시신경유두 경계 선명.*
  - 귀 이상 소견 없음. *부비동 압통(sinus tenderness) 없음*. 구인두(oropharynx) 정상.
  - *측두 압통 없음.* **경미한 후두 및 경추측면 압통**.
  - *목의 굴곡, 신전 및 회전에 동반되는 통증이 없으며, 움직임도 정상.*
  - *뇌신경 II-XII 정상. 심부건반사, 운동신경 및 감각신경 검사상 전반적으로 정상.*

증례 4의 검토

이 환자는 긴장성 두통과 편두통 증상을 모두 보이고 있으며, 어느 쪽에도 명확하게 부합하지 않는다. 긴장성 두통은 보통 하루 중 늦은 시

간에 발생하고, 목과 후두부에서 시작하며 naproxen 같은 간단한 진통제로 완화된다. 편두통은 광공포증 및 음성공포증과 관련이 있고 어둡고 조용한 방에 누워있으면 완화되는 경우가 많다. 편두통은 일반적으로 양측보다 반측성이 많고, NSAID보다 triptan에 반응할 가능성이 더 높다. 이 환자는 긴장성 두통과 편두통의 특징이 모두 나타나는 혼합성 두통 증후군(mixed headache syndrome)일 가능성이 높다. 지난 3개월간의 두통 악화는 naproxen을 매일 여러 번 복용한 것과 관련이 있으며, 이는 약물과용두통[medication overuse headache, 진통제 유발 두통이나 반동성 두통(rebound headache)으로도 알려져 있음]의 가능성을 떠올리게 한다. 국제두통학회(International Headache Society)의 약물과용두통 진단기준은 다음과 같다:

- 한 달에 15일 이상의 두통이 있는 경우
- 급성의 두통이나 증상에 대한 대증치료를 위해 복용 가능한 한 가지 이상의 약물을 3개월 이상의 기간동안 정기적으로 과다복용한 경우
- 약물과다복용 중 두통이 발생했거나 현저하게 악화된 경우[3]

약물과용두통을 치료하려면 문제가 되는 약물을 중단하고, 즉시 또는 해독(detoxification) 기간을 거친 후에 예방적 두통 치료 약물(prophylactic headache medicine)을 시작해야 한다.[4] 이 증례에서는 양성 관련 소견과 음성 관련 소견을 바탕으로 혼합성 두통을 주진단으로 진단한 후 최근 발생한 사건 - 매일 악화되는 두통과 3개월 이상의 과도한 naproxen 사용 - 의 타임라인을 바탕으로 약물과용두통 부진단을 내릴 수 있다.

The dog that didn't bark: 짖지 않았던 개

세상이 완벽하다면 환자들도 모두 전형적인 징후와 증상을 보여 명명백백한 진단을 내릴 수 있을 것이다. 안타깝지만 현실은 그렇지 않다. 환자들은 교과서적인 질환 대신 비정형적인 증상과 모호한 소견을 보이며 좌절감을 안겨준다. Ami Schattner는 "진단을 내리기 위해 특정 질환을 특징짓는 증상, 징후, 검사 결과를 완벽하게 찾아내기를 기대해서는 안 된다."고 말한다. "모든 종류의 조합이 나타날 수 있으며, 때로는 단 하나의 증상과 징후가 정확한 진단을 시사할 수도 있다."[5] 그런데 어떤 증상이나 징후인가? 어떤 것이 핵심적인 양성 또는 음성 관련 소견인가? 거의 확실한 용의자가 있는데, "이 용의자를 향해 밤에 개가 짖지 않았던 기이한 사건"은 어떨까? Sherlock Holmes는 개가 밤중의 침입자를 알고 있었기 때문에 짖지 않았다고 알려준다.[6] 이 이야기는 아마도 가장 잘 알려진 - 그리고 가장 사랑받는 - 음성 관련 소견의 문학적 사례일 것이다. 복잡한 증례를 살필 때 이 이야기를 떠올려보라. 일관성이 없거나 제자리를 벗어난 소견은 무엇인가? 무엇이 빠졌나? 오랫동안 연하곤란과 천명을 앓아온 75세 여성의 흉부 X선(그림 5.1)을 검토해 보자.

이 경우 핵심 소견은 대동맥궁과 하행대동맥의 비정상적인 우편위이며, 약 0.1%의 환자에게서 나타난다. 이는 종종 Kommerell 게실과 관련이 있는데, 이는 우편위된 대동맥궁 상태에서 좌측 쇄골하동맥의 비정상적 기시가 구근 형태(bulbous configuration)로 형성되는 것을 말한다. Kommerell 게실은 4번째 배측 대동맥궁의 발생학적 잔재물인 것으로 생각된다. 이 게실은 식도와 기관에 종괴와 같은 효과를 일으켜 이 환자가 보이는 것과 같은 증상을 유발할 수 있다.[7] 외과적

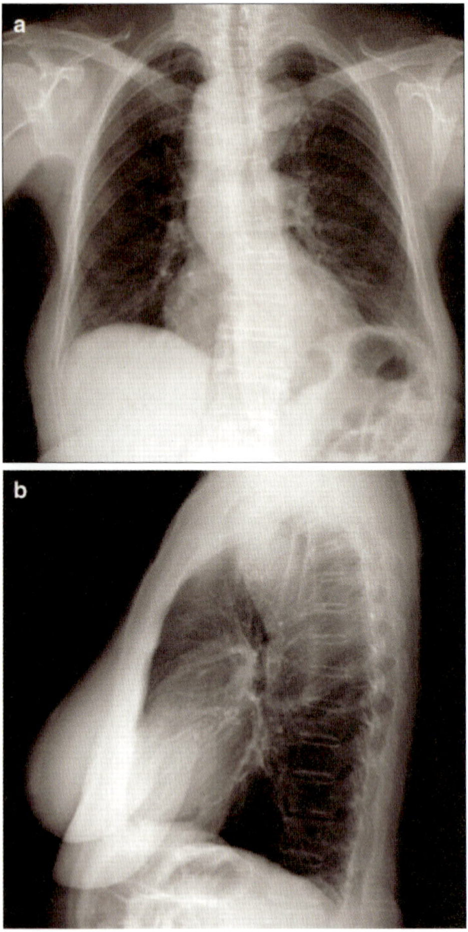

그림 5.1 흉부 방사선 사진

(a) 우측 대동맥궁과 비정상적인 양측 기관지 주위 줄무늬가 확인되는 posteroanterior view. (b) 기관 전방전위를 유발하는 상내측 종격동 종괴(superomedial mediastinal mass)가 보이는 lateral view.

(저작권 2008, BMJ publishing group의 허가하에 Carbone et al[7]에서 전재.)

치료 선택지로는 이상 분지 제거를 위한 정중선 흉골절개술 및 혈관내 동맥류 수복술 포함하는 하이브리드 접근법이 있다.[8]

양성 관련 소견과 음성 관련 소견: 여섯 가지 제안

1. 구두발표는 주소증의 타임라인으로 시작한 후 양성 관련 소견과 음성 관련 소견을 활용하여 진단의 초점을 맞춰나간다.
2. 흔한 질환에 대한 양성 관련 소견을 학습하고 암기한다. 이는 현병력에 반드시 제시되어야 하며 진단을 위한 유력한 사례를 만드는 데 활용할 수 있다.
3. 초기 감별진단을 바탕으로 증례발표를 위한 음성 관련 소견 목록을 작성한다. 음성 관련 소견의 포괄적인 목록은 광범위한 감별진단을 고려했음을 보여주는 동시에, 감별진단의 범위를 좁히고 가장 가능성 높은 진단에 대한 논거를 제시한다.
4. 회진 시 적극적으로 경청한다. 모든 증례발표에는 양성 관련 소견과 음성 관련 소견이 포함되며, 다른 사람들이 발표하는 감별진단을 듣고 생각하면서 많은 것을 배울 수 있다. 또한 지도 전문의의 의견 및 추가정보 요청도 주의 깊게 들어두어야 한다.
5. 증례 토론에 참여한다. 양성 관련 소견과 음성 관련 소견이 이 대화의 핵심이다.
6. 가능한 많은 환자를 진찰하고 입원시킨다. 의학에서 반복은 매우 중요하다. 모든 질환은 환자의 수만큼이나 다양한 증상이 나타난다. 진단은 대체로 이런 변이를 알아보는 데 달려있다. 양성 관련 소견과 음성 관련 소견을 주의 깊게 검토하면 비정형적인 증상을 보이는 환자의 근본적인 패턴 및 가능성을 인식하는 데 도움이 된다.

참고문헌

1. Tavora F, Burke A. Review of isolated ascending aortitis: differential diagnosis, including syphilitic, Takayasu's and giant cell aortitis. Pathology. 2006;38(4):302-8.
2. Huffman JL, Schenker S. Acute acalculous cholecystitis: a review. Clin Gastroenterol Hepatol. 2010;8(1):15-22.
3. Headache Classification Committee of the International Headache Society (IHS). The international classification of headache disorders, 3rd edition. Cephalalgia. 2018;38(1):1–211.
4. Kristoffersen ES, Lundqvist C. Medication-overuse headache: epidemiology, diagnosis and treatment. Ther Adv Drug Saf. 2014;5(2):87-99.
5. Schattner A. Teaching clinical medicine: the key principals. QJM. 2015;108(6):435-42.
6. Conan Doyle A, Blaze S. The complete Sherlock Holmes. New York: Doubleday; 1930. pp. 335–50.
7. Carbone I, Sedati P, Galea N, Algeri E, Passariello R. Right-sided aortic arch with Kommerell's diverticulum: 64-DCTA with 3D reconstructions. Thorax. 2008;63(7):662.

제6장

진단에 있어 설명이 갖는 힘

설명의 기술

구두발표는 여러분의 설명 역량을 보여줄 수 있는 기회다. 당신은 환자의 주요 증상과 신체검진 소견을 철저하고 풍부하게 설명해야 한다. 나비 전문가(lepidopterist)가 화려한 청색 모르포 나비의 특징을 설명하는 방식이나, 말솜씨 좋은 정비사가 1962년형 코르벳(역자 주 - 미국 GM이 쉐보레 브랜드로 1953년부터 생산하는 스포츠카)의 외형과 327 cc 엔진에 대해 설명하는 방식을 떠올려 보라. 질질 끌지 않고 애정을 담아 설명하며, 상세한 세부정보와 열정적인 표현으로 모든 청자들을 매료시킨다. 이것이 아침 회진 시에 목표로 삼아야 할 역량이다.

이는 단순히 자신이 뛰어난 학생이라는 것을 보여주기 위한 것이 아니다. 주의 깊고 상세한 설명은 진단 과정에서 필수적인 기능을 한다. William Osler가 1887년에 수년 전 넘어져 납 연필로 왼쪽 겨드랑이를 찔린 25세 남성의 청진 소견에 대해 설명한 내용을 검토해 보자:

> 심첨부와 심저부에서 심음이 선명하다. 대동맥의 제2심음이 특별히 강조되지 않으며, 우경동맥이나 우쇄골하 동맥의 잡음도 없다. 좌측 쇄골하부의 바깥쪽 절반에 해당하는 부위 쇄골과 흉골-유양돌기 경

> 계에서 승모근 부착부까지의 하부 목삼각(lower cervical triangle) 위에서 연속성의 큰 잡음(bruit)이 들린다. 이 잡음은 액와부, 상지의 내측 표면, 전완의 앞면과 뒷면에서도 매우 강하게 들리며, 손바닥과 손가락 끝에서 매우 크고 뚜렷하게 들린다…… 쇄골 바로 아래 한 지점에서만 수축기 잡음이 약간 증가한다. 몸 뒷부분에서는 견갑하 공간에서 잡음이 들리며, 견갑골 위에서는 아주 미미하다…… 겨드랑이 상단의 액와동맥을 압박하면 쇄골 부위의 떨림과 잡음이 완전히 사라진다. 동정맥류(arteriovenous aneurysm)로 진단하였다.[1]

액와동맥 압박에 대한 반응을 비롯한 청진 소견에 대한 Osler의 철두철미한 설명은 보기 드문 액와 동정맥류 진단을 확고하게 뒷받침한다. 이 증례보고는 혈관조영술 및 초음파 진단기기의 개발이 이루어지기 수십 년 전에 작성되었다는 점을 기억하라. 19세기에 의사들은 신체검진 결과의 정확성에 전적으로 의존해야 했으며, 유일한 참조표준은 부검뿐이었다. 또 다른 예로서, Walter Broadbent는 1895년에 출판한 만성 심낭염 4건의 증례에서 다음과 같이 썼다. "각 증례에서 좌측 등부분 11번 및 12번 늑골 부위에서 심장 수축기와 동조하는 함몰이 눈에 띄고, 그중 3건에서는 우측 등의 동일한 영역에서 함몰이 좀 더 낮은 강도로 나타난다." 이어서 그는 유착성 심낭(adherent pericardium) 진단을 뒷받침하는 추론을 제시한다:

> 이 같은 양측의 함몰을 유발하는 유일한 원인은 횡격막으로 여겨지며, 그 견인력은 고정된 늑골보다는 부유상태인 11번과 12번 늑골에 더 많은 영향을 미칠 것이다. 유착성 심낭을 가진 큰 심장의 경우 횡격막의 중앙 힘줄(central tendon)과 심실의 상당한 영역이 단단하게 유착되어 있으며, 비대해진 심장의 강한 수축은 이 구조에 확실한 인

장력을 발휘한다.[2]

이는 각 질환의 원형(archetypes)으로 여겨질 정도로 명확하고 상세하며 정확한 설명의 사례다(4장의 홍역에 대한 Sydenham의 고전적인 설명 참고). 두 경우 모두 설명이 진단으로 바로 이어졌다는 점에 주목한다.

그렇지만 오늘날의 학생들은 왜 이렇게 귀찮은 일을 해야 하느냐고 반문할 수 있다. (실제로 한 대담한 학생이 심장 청진에 대한 강의 중에 이런 질문을 한 적이 있다.) 오늘날에는 Osler와 Broadbent가 상상조차 할 수 없었던 초음파, 심초음파 및 기타 다양한 영상 촬영 기법이 있다. 언제든 확실한 진단을 내릴 수 있는 도구가 있는데 누가 더 이상 신체검진에 신경을 쓰겠는가? 안타깝게도 학생과 젊은 임상의들의 신체검진 역량이 걱정스러울 만큼 줄어든 것이 사실이다.[3] Alam 등은 "청진소견에는 소수만 이해할 수 있는 난해한 정보보다 임상과 직접 관련된 정보가 풍부함에도 불구하고, 심장청진 수행을 위해 요구되는 역량은 믿을 수 없을 정도로 낮은 수준으로 떨어졌다"[4]라 썼다. 신체검진은 왜 중요한가? 신체검진이 부정확하면 실제 진단이 잘못될 수 있고, 엉뚱한 검사를 하거나 필요한 검사를 누락하는 상황이 발생할 수도 있으며, 중요한 진단 소견을 놓치거나 오인할 수도 있다. Varghese 등은 부적절한 신체검진이 "진단의 누락이나 지연, 불필요한 조영제 및 방사선 노출, 부정확한 치료 및 기타 부작용의 주요 원인"이 될 수 있음을 보여주었다.[5] 또한 수박 겉핥기식 신체 진찰은 소모적인 과잉 검사로 이어질 수 있다. Fiji에서 류마티스성 심장질환 검사를 받은 3,462명 소아를 대상으로 한 한 연구에서는 394명에게서 심잡음이 있는 것으로 나타났으나, 이 중 29명(8.7%)만이 심초음파검사상 이상이 확인되었다.[6] 이는 무해성 심잡음 및 정상 심음이었을 가능성이 매우 높은 많은 소아가 상당한 불편과 비용을 감소하고 심초음파검사를 받았음을 뜻한다.

신체검진 역량의 저하로 인한 또 다른 결과는 학생들의 설명 능력이 아래 세대로 갈수록 떨어지는 것으로 보인다는 점이다. 무성의한 진찰은 충분한 설명으로 이어지지 않는다. 불행하게도, 우리는 플라톤의 동굴(Plato's Cave) 속에 기거하면서 현실의 그림자를 다루는 영상의학 지도 전문의에게 임상적 설명을 모두 맡겨버리고 있는 것 같다.

설명을 통한 진단

학생은 다양한 방식으로 환자를 변하게 만들 수 있다. 학생은 통역사, 변호인 및 훌륭한 청중이 될 수 있으며 통증을 완화하고 불안을 덜어줄 수 있다. 그러나 학생은 회진 시에 핵심적인 병력 및 신체검진 소견에 대해 분명하고 정확하며 적절한 내용의 상세한 설명을 제공하는 것만으로도 환자에게 도움이 될 수 있다. 예컨대 호흡곤란과 새로운 심잡음이 있어 입원한 환자의 경우, 일반적인 학생은 잡음을 다음과 같이 설명할 수 있다. "흉골의 우측 상단 경계에서 수축기 잡음이 들립니다." 정확한 내용이지만, 이 증례에서 가장 중요한 단서에 대한 설명이 매우 불충분하다. 가장 중요한 신체 소견에 대한 풍부하고 정교한 설명이 필요하다! 병력이 시사하는 진단에 대한 정확하고 철저한 신체검진을 통해 진단이 확정되는 일은 매우 흔하다. 다음은 동일한 수축기 잡음에 대한 한 뛰어난 학생의 역동적인 설명이다.

> 리듬은 규칙적이며 제2심음이 감소하고 분열음이 들리지는 않습니다. 3/6도의 거친 수축말기 사출 심잡음(late systolic ejection murmur)이 우측 상부 흉골연에서 가장 크고 좌측 하부 흉골연에서도 들립니다. 발살바 수기(Valsalva maneuver) 시에는 심음이 감소하고, 이 수기를 해제하면 5-6박자 후 최대 강도로 돌아옵니다. 경동맥 맥박은 약하고 느리게 상승하며, 제2심음 이후에 발생하는 요골맥박과 함께 맥박 지연(pulse delay)이 있습니다.

이는 중증 대동맥판막 협착증의 전형적 소견이다. 이 환자는 심장초음파검사 결과 대동맥 판막 부위가 0.6 cm^2로 매우 좁아, 응급 대동맥 판막 치환술을 받아야 했다. 이 증례에서 학생의 체계적인 신체검진은 진단을 명확하게 밝혀내고 고통받는 환자를 신속하게 치료하는 데 도움이 되었다. 학생의 신체검진 여부와 무관하게 이 환자가 심장초음파검사를 받았을까? 아마도 그랬겠지만, 대동막 판막 협착증에 대한 학생의 설득력 있는 설명 덕택에 진단이 더 빨라졌고, 환자는 늦지 않고 신속하게 수술실에 들어갈 수 있었다.

다리 통증으로 활동 제한이 생긴 67세 남성 환자의 증례를 검토해 보자. 상상력이 부족한 학생의 병력은 다음과 같다:

> 환자는 지난 3개월간 반 블록 정도 걸을 때마다 양측 하지에 통증이 있었습니다. 휴식을 취하면 통증이 완화됩니다.

좀 더 생각이 깊은 학생이라면 좀 더 많은 시간을 들여 환자와 증상을 자세히 살펴본 후 다음과 같이 설명할 수 있다:

> 환자는 지난 3개월 동안 반 블록 정도 걸을 때마다 양쪽 엉덩이와 허벅지 뒤쪽에 통증과 저림을 느꼈습니다. 걸음을 멈추고 앉아야만 통증이 완화되고, 계속 서 있으면 통증이 지속됩니다. 환자는 설거지를 하기 위해 10분 동안 서있거나, 버스를 기다리는 중에도 같은 종류의 통증을 느낍니다. 거듭 말씀드리지만, 환자가 앉으면 통증은 완화됩니다.

첫 번째 학생의 이야기를 액면 그대로 받아들이면, 하지의 동맥부전(arterial insufficiency)으로 인한 운동성 통증이 발생하는 간헐적 파행처럼 들린다. 그러나 두 번째 학생이 설명하는 병력은 요추 협착증에 의한 가성파행(pseudoclaudication) 진단을 강력하게 뒷받침한다(표 6.1).

표 6.1 파행 vs. 가성파행

	파행	가성파행
증상 특성	경련, 압박감, 통증, 피로	파행과 동일 증상 외 저림, 작열감, 무감각의 추가 발생
증상 발생 부위	둔부, 고관절, 대퇴부, 소퇴부, 족부	파행과 동일
편측성 vs. 양측성	보통 편측성	양측성
운동유발성	운동유발성임	가변적
증상 유발 보행 거리	일관적	가변적
기립 시 증상발생 여부	기립 시 증상 발생하지 않음	기립 시 증상 발생함
완화 동작	보행을 멈추고 가만히 서있으면 완화	앉거나 앞으로 구부린 자세를 취하면 완화
증상 지속 시간	5분 미만	30분 이하

파행과 가성파행은 진단검사 및 치료가 완전히 다르다. 파행의 경우 발목상완지수(ankle-brachial indices), 혈관조영술(angiography), 혈관 스텐트 또는 우회술이 필요하지만, 가성 파행의 경우 요추 자기공명영상, 물리치료 및 (필요한 경우) 요추관 감압술(lumbar decompression surgery)이 필요하다. 부정확한 초기 진단은 소모적인 검사 및 치료의 지연으로 이어질 수 있다.

학생들은 자신의 소견을 설명할 때 사용하는 단어에 대해 걱정하는 경향이 있다. 학생들은 스스로의 설명이 충분히 '의학적'이거나 '전문적'이지 않을 것이라 우려하여, 교수의 기대에 부응하는 어휘를 찾기 위해 노력한다. Georges Bordage는 정보를 전달받는 임상의가 질병의 '원형(prototype)'을 파악할 수 있게 해주는 의미론적 수식어(semantic qualifier), 즉 편측성(unilateral), 양측성(bilateral), 지속성(constant), 박동성(throbbing), 급성, 단일관절성(monarticular)과 같은 기본적으로 '유용한 형용사(useful adjectives)'의 중요성을 지적한 바 있다.[7] Bordage는 학생들이 증례를 이 같은 유용한 용어로 '번역(translation)'하는 방법을 학습해야 한다고 제안하는데, 필자는 이 과정이 학생들이 병원이나 외래에서 좀 더 경험 많은 동료의 설명에서 활용되는 어휘를 익힘으로써 자연스럽게 이루어진다고 본다. 이 같은 어휘를 사용하되 상황에 따라 더 창의적인 접근이 필요할 때는 반드시 그 이상을 시도해야 한다. 얼음송곳 두통(icepick headache), 성홍열에서의 사포 발진(sandpaper rash), 염증성 유방암의 귤껍질 양상 피부변화(*peau d'orange skin* change)는 모두 창의적이고 예상 밖이며, 그러면서도 질환에 완벽하게 부합하는 설명이기 때문이다.

추가사례: 개괄적 묘사 vs. 상세한 설명

병력과 신체검진 핵심 소견에 대한 다음 사례를 통해 보통의 학생과 상세한 설명의 중요성을 이해하는 학생의 발표를 비교해 보자. 설명의 미묘한 차이가 보여주는 진단적 가치에 주목한다.

무릎 통증

환자는 6개월간 오른쪽 무릎에 통증이 있었으며, 체중부하 시에 더 아프고 가끔 붓습니다. 환자가 기억하는 외상력은 없습니다. 검진상 열감이나 삼출액은 없으며, 운동범위는 정상입니다. (진단: **무릎 통증**)

환자는 6개월간 우측 무릎에 통증이 있었습니다. 걷거나 계단을 오를 때 통증이 악화되고 활동이 많을 때는 관절이 부어오르는 경우도 있습니다. 무릎관절 불안정성은 없으나 관절에 종종 잠김(lock) 현상이 발생하며 이때 굴곡 시의 통증이 매우 심해집니다. 검진상 내측 관절선에 압통이 있지만 열감이나 삼출은 없습니다. 관절 내측 및 외측 이완(laxity)은 없으며 전방과 후방 서랍 징후(drawer sign)는 음성입니다. 하지의 신전 및 내회전 시에 통증을 동반한 딸깍 소리(click)가 있으므로 McMurray 징후 양성입니다. (진단: **내측 반월상 연골 손상**)

고관절 통증

환자는 지난 3주간의 좌측 고관절 통증을 호소합니다. 보행 시나 장시간 앉아있는 자세에서 증상이 발생합니다. 증상은 ibuprofen 복용 시 일시적으로 호전됩니다. 검진 결과 좌측 고관절 운동 범위는

정상이고 열감이나 부종이 없습니다. (진단: **고관절 통증**)

환자는 지난 3주간의 좌측 고관절 통증을 호소합니다. 보행 시나 장시간 앉아있는 자세에서 고관절 바깥쪽에 중등도의 불편함이 생긴다고 합니다. 야간에 환자가 왼쪽으로 누울 경우 상당한 통증이 발생합니다. Ibuprofen이 일시적으로 증상을 완화시킬 수 있습니다. 검진상 좌측 대전자에 현저한 압통이 있습니다. 고관절 내회전 및 외회전은 정상이며 통증이 없습니다. (진단: **좌측 대전자 활액낭염**)

전립선 증상

환자는 2개월간의 배뇨 후 요점적, 배뇨지연, 잔뇨감을 호소했습니다. 그는 야간 소변을 보기 위해 세 차례 잠에서 깹니다. 배뇨통이나 혈뇨는 없으며, 직장수지검사상 중등도의 전립선 비대 소견이 있습니다. (진단: **전립선 비대증**)

환자는 2개월간의 빈뇨, 요절박, 배뇨지연, 잔뇨감 및 하루 세 번의 야간뇨를 호소했습니다. 증상은 돌연 발생했으며, 배뇨통이나 혈뇨는 없으나 사정통(pain in ejaculation)이 동반됩니다. 직장수지검사상 중등도의 전립선 비대가 있으며 결절소견은 없으나 극심한 압통이 확인됩니다. (진단: **만성 전립선염**)

서혜부 통증 및 팽륜

환자는 지난 3-4주간의 우측 서혜부의 통증, 압박감 및 팽륜을 호소했습니다. 직장에서 무거운 물건을 들거나 배변을 위해 힘을 줄 때 통증이 더 악화된다고 합니다. 검진상 서혜부 탈장은 없으며, 우측 음낭의 경미한 충만감(fullness)과 압통이 있습니다. (진단: **서혜부 통**

증, 음낭수종)

환자는 지난 3-4주간의 우측 서혜부 통증, 압박감 및 팽륜을 호소했습니다. 직장에서 무거운 물건을 들거나 배변을 위해 힘을 줄 때 통증이 더 심해집니다. 구역, 구토나 복부팽만은 없습니다. 검진상 직접적인 사타구니 탈장은 없습니다. 음낭에는 우측 서혜륜(inguinal ring)을 통과하는 크고, 부드러우며, 줄어들지 않는(non-reducible) 종괴가 있으며, 종괴는 형광투과검사(transillumination) 음성입니다. 음낭에서 장음(bowel sound)이 들립니다. [진단: **간접 서혜부 탈장 (indirect inguinal hernia)**]

발진

환자는 5일간 미열, 오한, 두통, 관절통이 있었습니다. 환자는 이틀 전 우측 대퇴부의 붉은 반점을 발견했는데, 거미에 물린 것 같다고 합니다. 검진 결과, 우측 대퇴부에 5×5 cm 크기의 홍반성 패치가 있고 중앙에는 작은 수포가 있었습니다. (진단: **거미 교상 관련 바이러스성 증후군**)

환자는 5일간 미열, 오한, 두통, 관절 통증이 있었습니다. 환자는 7일 전에 숲으로 하이킹을 갔으며 반바지 차림으로 덤불과 울창한 풀숲 사이를 걸었습니다. 이틀 전 환자는 우측 대퇴부 앞부분에서 붉은 원형 발진을 발견했고, 이 발진의 크기는 점점 증가하였습니다. 환자는 다리에 진드기가 붙은 기억이 없고, 자다가 거미에 물린 것 같다고 합니다. 검진 결과 작은 중앙 가피를 동반한 5×5 cm 지름의 과녁 모양 홍반성 반점형 발진이 우측 대퇴 전면부에서 확인되었습니다. [진단: **유주성 홍반을 동반한 라임병(Lyme disease with erythema** migrans)]

"물론이죠." 이 장을 읽은 학생은 이렇게 말할 수 있다. "병력을 철저히 검토하고 신체검진을 잘 수행하는 것이 중요하다는 것은 당연합니다." 맞는 말이다. 그렇지만 여기서는 자신의 증례에 대한 효과적이고 설득력 있는 발표를 주제로 이야기하는 중이다. 필자의 경험에 따르면 학생들은 일반적으로 정상적이거나 그다지 중요하지 않은 신체 소견에 대해 너무 장황하게 설명하고, 반대로 신체검진상 필수적인 내용을 충분히 상세하게 다루지 않는다. 그리고 가끔 핵심 소견에 명확하게 초점을 맞출 때조차도 진단을 뒷받침하는 유력한 논거를 제시하는 데 필요한 깊이와 확신이 부족하다. 핵심 소견에 초점을 두고 열정과 정확성을 갖추어 설명하라. 이것이 구두 증례발표에 있어서의 기도문(역자 주 - 원서에는 mantra라 표기)이다.

참고문헌

1. Digital Commons. William Osler: original papers 1881–1897. Available from: http://digitalcommons.library.tmc.edu/osler/1.
2. Broadbent W. An unpublished physical sign. Lancet. 1895;2:200.
3. Jauhar S. The demise of the physical exam. N Engl J Med. 2006;354(6):548-51.
4. Alam U, Asghar O, Khan SQ, Hayat S, Malik RA. Cardiac auscultation: an essential clinical skill in decline. Br J Cardiol. 2010;17:8–10.
5. Verghese A, Charlton B, Kassirer JP, Ramsey M, Ioannidis JP. Inadequacies of Physical Examination as a Cause of Medical Errors and Adverse Events: A Collection of Vignettes. Am J Med. 2015;128(12):1322-4.e3.

6. Steer AC, Kado J, Wilson N, Tuiketei T, Batzloff M, Waqatakirewa L, et al. High prevalence of rheumatic heart disease by clinical and echocardiographic screening among children in Fiji. J Heart Valve Dis. 2009;18(3):327-35; discussion 336.

7. Bordage G. Elaborated knowledge: a key to successful diagnostic thinking. Acad Med. 1994;69(11):883-5.

제7장

진단평가 및 치료계획

진단평가 및 치료계획의 구성요소

진단평가 및 치료계획은 구두 증례발표의 정점이다. 이는 증례에 대한 간결한 요약, 감별진단에 대한 논의, 주요 진단에 대한 논거, 진단검사 전략, 치료계획으로 구성된다(표 7.1). 탄탄한 진단평가 및 치료계획은 고학년 학생에게는 금과옥조다. 광범위한 감별진단을 내리고 범위를 좁혀나가며 일관성과 설득력을 갖춘 주장을 펼쳐나갈 수 있는 사람은 교수들의 찬사와 존중을 얻게 된다. 또한, 간결하고 집중력 있는 진단평가는 증례의 '잡음(background noise)'을 걸러내고 진료팀이 방향을 잡을 수 있도록 한다는 점에서 환자 치료의 향상에도 기여한다.

표 7.1 진단평가 및 진료계획의 구성요소

진단평가 및 진료계획의 구성요소	해설
간단한 증례 요약	병력, 신체검진, 검사실 검사 및 영상 검사에서 얻은 주요 소견을 요약한다.
감별진단	주요 소견을 활용하여 감별진단을 진행한다. 광범위한 감별진단에서 시작하여 진단의 범위를 좁혀나간다.
주진단에 대한 논증	주진단에 대한 설득력있는 논거를 제시한다. 대안적 진단의 가능성이 낮은 이유를 설명한다.

진단평가 및 진료계획의 구성요소	해설
진단검사 전략	추정 및 배제진단을 위해 특정 검사를 실시한다. 검사 특성 및 베이지안 추론에 대한 이해를 제시한다.
치료계획	약물치료, 정주수책, 간호 프로토콜 등의 치료계획. 고가치 치료원칙을 포함시킨다.

확실한 진단평가에 도달하기 위한 필수적인 첫 단계는 증례의 핵심소견을 파악하는 것이다. 2장에서 언급했듯이, 핵심 소견을 수집하는 것은 증례를 기본적인 요소로 압축하여 생각하고 토론하며 감별진단을 수행해 내기 위한 방법이다. 핵심 소견은 병력, 신체검진, 초진 시 검사실 검사 및 영상검사의 결과, 치료에 대한 반응(또는 반응의 부재) 등 모든 부분에서 이끌어낼 수 있다. 예컨대 비보상성 급성 심부전 환자의 핵심 소견은 호흡곤란, 좌위호흡(orthopnea), 체중 증가, 저산소증(hypoxemia), 폐수포음, 14 cm의 경정맥압, 하지부종, Pro-BNP(역자 주 - pro-Brain Natriuretic Peptide 검사, 호흡곤란 등을 호소하는 환자의 심부전 감별진단과 예후 판정에 활용) 수치 3,500, 흉부 X선상의 컬리 B선(Kerley B line) 등이 있을 수 있다. 급성 간염 환자의 핵심 소견으로는 최근의 의심스러운 굴 섭취, 권태감(malaise), 발열, 공막 황달, 간비대를 동반한 우상복부 압통, AST, ALT 수치와 빌리루빈 상승, 항A형 간염 바이러스 면역글로불린M (anti-HAV IgM) 검사 양성 등이 있을 수 있다. 이 두 가지 증례의 핵심 소견은 명백한 진단으로 이어진다. 그러나 때로 핵심 소견을 단번에 해석할 수 없는 경우도 있다. 환자가 발열, 이동성 다발성 관절염(migratory polyarthritis), 림프절병증(lymphadenopathy), 상공막염(episcleritis), 간기능검사 이상, 결절성 발진을 보이는 경우의 진단은 분명하지 않고 감별진단도 어렵다. 감별진단의 요점에 대해서는 8장에서 설명할 것이다. 지금은 감별진단에

대해 미리 생각해 보았다고 가정하고, 효과적인 진단평가 및 실행 가능한 치료계획을 제공하는 방안에 초점을 맞추겠다.

당신의 생각을 알려라

진단평가는 당신의 추론을 설명하고 당신이 가장 가능성 높게 생각하는 진단에 대한 논거를 제시하는 것이다. 진단평가의 구성 기법보다 당신의 생각을 있는 그대로 표현하는 것이 더 중요하다. 지도 전문의로서 환자의 호전경과를 보는 일을 제외한 하루 중 가장 만족스러운 때는 회진 시에 학생이 일관성과 설득력을 갖춘 진단을 내릴 때이다. 의사의 가장 중요한 자질이 진단을 내릴 수 있는 능력이라는 점에서, 그런 경지에 도달하는 학생을 접하는 것은 아주 멋진 일이다.

다양한 진단 관련 질문과 문제를 강조하는 각기 다른 스타일의 학생 진단평가 예시 몇 가지를 검토해 보자. 이러한 진단평가의 공통적인 특징은 제안된 진단으로 이어지는 추론을 제공한다는 점이다. 진단평가가 매우 구체적이고 초점이 잘 맞으며, 세분화되어있다는 점에 주목하라. 교육시간 중에 천식이나 간경화에 관한 일반지식을 다룰 수는 있지만, 진단평가의 경우 감별진단 항목을 분류하고 치료계획을 세우는 실무로 바로 들어가야 한다.

필자는 학생들이 발표를 준비하고 자신의 주장을 뒷받침하는 데 사용할 수 있는 논문을 참고문헌으로 포함시켰다.

1. Brown 씨는 52세 여성으로, 지난달 호흡부전(respiratory fail-

ure)을 동반한 마약성 제제 과다복용(opioid overdose)으로 처음 입원한 후 치료 저항성 천식(treatment-resistant asthma)으로 두 차례 입원한 적이 있습니다. 환자는 albuterol 흡입기를 처방받았으나 효과가 없었습니다. 특이사항으로는 환자가 휴식 중에도 지속성 호흡곤란이 있지만, 폐에서 천명이 들리지 않는다는 점을 들 수 있습니다. 상기도에서는 흡기성 천명(inspiratory stridor)이 약간 들립니다. 천명의 감별진단으로는 양측 성대마비, 이물질 기도 흡인(foreign body), 후두개염(epiglottitis), 기관협착증(tracheal stenosis)이 포함됩니다. 성대마비를 유발할 수 있는 신경학적 상태나 엡스타인바 바이러스 같은 바이러스 감염 증상이 없으며, 이물질 흡인을 의심할 만한 병력도 없습니다. 후두개염 환자는 통상 고열, 인후통, 연하곤란 등 증상을 보이는데, 본 환자는 이런 증상이 없고 중독 증상도 관찰되지 않습니다. 환자는 지난달 마약성제제 과다복용으로 응급 삽관을 받았는데, 기관내 삽관의 외상성 합병증으로 기관협착이 있을 수 있습니다.[1,2] 저는 기관협착 진단의 가능성이 매우 높으며, ENT 협진의뢰가 도움이 될 것이라 생각합니다.

2. Hessler 씨는 52세 여성으로 Child C등급 알코올성 간경변증(역자 주 - Child-Pugh score는 간기능을 평가하는 점수체계로 혈액 내 알부민수치, 총빌리루빈치, 지혈반응검사의 지연 정도, 복수 여부 및 혼수상태 여부에 대한 점수를 합산하여 간기능 정도 등급화하며, 증례의 C등급은 간기능 상태의 현저한 저하를 의미)을 앓고 있으며 복수와 호흡곤란 증상의 악화로 입원했습니다. 환자는 우측 흉막에 다량의 삼출이 관찰되었으며, 타진 소견상 누출성 흉막 삼출(transudative pleural effusion)로 판단됩니다. 누출성 삼출의 감별진단에는 심부전, 신증후군, 간성 수흉(hepatic hydrotho-

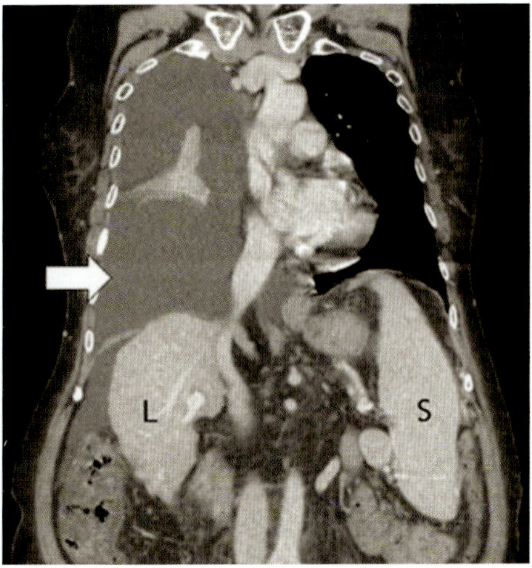

그림 7.1 간성 수흉. 간경변증이 있는 여성의 coronal reformatted contrast-enhanced 컴퓨터단층촬영 스캔에서 심한 우측 흉막삼출(화살표)가 관찰됨. 동시에 복수(ascites)의 존재, 간의 간경변성 변화(L), 비장 비대(S)가 확인됨. [Sureka et al.[5] https://doi.org/10.1093/gastro/gov017 Gastroenterol Rep (Oxf)에서 전재 | © The Author(s) 2015. Oxford University Press and the Digestive Science Publishing Co.Limited 출판. 이 논문은 크리에이티브 커먼즈 저작자 표시 라이센스(http://creativecommons.org/licenses/by/4.0/)에 따라 배포되는 오픈 액세스 논문으로, 원저작물을 적절히 인용하는 경우 모든 매체에서 무제한 재사용, 배포 및 복제를 허용합니다.]

rax) 외에 상대정맥 폐색, 수축성 심낭염(constrictive pericarditis), 요흉(urinothorax)과 같은 드문 원인들도 포함됩니다.[3] 심부전으로 인한 흉막삼출은 일반적으로 양측성이지만, 편측성인 경우 대개 우측에 발생합니다.[4] 간성 수흉(그림 7.1)은 간경변 환자의 5-10%에서 발생하며, 결손된 횡격막을 통해 복수가 흉부로 누출되어 발생합니다.[5]

간성수흉은 대개 우측에 발생합니다. 간성 수흉환자 77명을 대상으로 한 병변부위 연구에서는 73%가 우측, 17%가 좌측, 10%

가 양측성인 것으로 나타났습니다.[6] 환자는 간질환으로 인해 알부민 수치가 매우 낮았지만, 낮은 알부민 수치만으로 흉막 삼출이 유발되는 경우는 거의 없습니다.[7] 여기서 가장 중요한 문제는 환자의 우측 삼출이 심부전으로 인한 것인지, 간성 수흉으로 인한 것인지 여부입니다. 심부전과 관련해서 경정맥압 검진 결과는 정상이고, Pro-BNP는 상승하지 않았습니다. 실시간 조영증강 초음파[8] 또는 자기공명영상을 통해 간성 수흉의 진단을 확인할 수 있습니다.

3. 78세 남성으로 고혈압, 2형당뇨병을 앓고 있으며 3개월 전 ST분절비상승 급성심근경색증(non-ST elevation MI)이 있었던 Random 씨는 지난밤의 실신으로 내원했습니다. 실신은 앉은 자세로 쉬고 있던 중 아무런 전조증상 없이 발생했으며, 착란(confusion), 혀 깨물기(tongue-biting), 요실금의 동반 없이 빠르게 의식을 회복했습니다. 초진 시의 심전도, 두부 컴퓨터단층촬영 및 검사실 검사에서는 특별한 이상이 발견되지 않았습니다. 탈수, 약물과다복용, 급격한 체위변화 등 미주신경성 실신을 유발하는 뚜렷한 요인은 없었습니다. 두부 컴퓨터단층촬영의 정상 소견 및 발작후 착란(postictal confusion) 증세 부재로 미루어볼 때 경련발작(seizure)일 가능성은 낮습니다. 폐색전증의 위험요인이 없었고, 흉막성 흉통, 하지 부종, 호흡곤란, 빈맥, 저산소증도 없었습니다. 혈관미주신경성 삽화(vasovagal episode)였을 수도 있지만, 관상동맥질환 및 최근의 심근경색과 관련한 부정맥을 배제할 필요가 있어 보입니다. 48시간 원격측정(telemetry) 환자 모니터링, 심장초음파검사와 함께 전기생리학적 검사가 필요한 상황에 대비해 심장내과 협진 의뢰를 고려해야 합니다. 심장초음파검사상 박출률(ejection fraction)이 35% 미만인 경우, 환자는 이식형 제세동기(implantable cardioverter-defibrillator, ICD)를 삽입해야 합니다.[9]

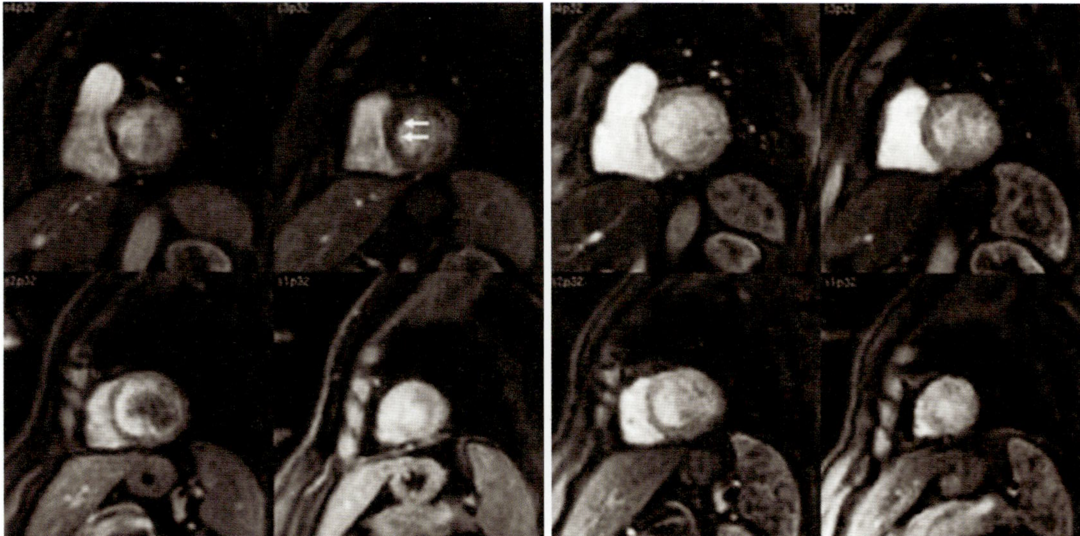

그림 7.2 미세혈관 허혈 환자 대상 심혈관 **관류 자기공명 일차 통과 검사**[cardiovascular perfusion magnetic resonance (CMR) first-pass study]

Dobutamine 부하 검사(DST) 최고치에서 gadolinium 투여 26초 경과 후 얻은 좌측 패널에서 심실 중격(화살표)상 관류 결손 소견이 선명하게 관찰됨. 이 관류 결손은 휴식 시 정상화됨(우측).
(저작권 2008, Elsevier의 허가하에 Lanza et al. [22]에서 전재)

4. 저는 Coltman 씨의 흉통을 어떻게 받아들여야 할지 모르겠습니다. 환자는 53세고 폐경후이며 고혈압, 흡연, 고지혈증, 가족력 등의 심장 위험요인이 있습니다. 환자의 날카롭고 찌르는 듯하며(stabbing) 비운동성(nonexertional)의 흉통이 있으며, 상복부 통증과 구역감도 함께 호소합니다. 심전도상 비특이적 T파 변화가 관찰되었고, 트로포닌 음성이었습니다. 환자의 흉통이 비정형적입니다만, 저는 폐경후 여성에게 흔하고 미세혈관 허혈의 증거가 없는 여성에 비해 사망위험이 1.5배 높은 미세혈관 협심증(microvascular angina) 가능성이 우려됩니다.[10] 이 환자를 퇴원시키기보다는 관상동맥의 기능적 평가를 위해 부하 신티그래피(stress scintigraphy) 검사를 받게 해야 할 것 같습니다. 부하 검사에서 미세혈관 허혈이 확인되면(그림 7.2), 환자에게 diltiazem 투여를 시작하고 반응을 추적할 수 있습니다.
5. 69세 여성으로, 편평세포상피암 3기(tage III squamous cell lung cancer) 환자인 Mayfield 씨는 한 주기의 화학요법을 마친 후 3일 만에 구역, 구토, 저나트륨혈증이 발생하여 입원하였으며 혈청 나트륨 수치는 122 mEq/L를 보였습니다. 환자는 급성기에 물만 마셨으며, 맥박과 혈압은 경계성 기립성 저혈압 양상을 보였고 구강점막과 피부가 건조해져 있었습니다. 요중 나트륨 수치는 10 mEq/L 미만이었습니다. 야간에 생리식염수 정주 후 혈청 나트륨 수치는 128 mEq/L까지 올랐고, 기립성 저혈압 증상은 사라졌습니다. 입원 당시 요중 나트륨이 낮은 저혈량 상태였으며, 생리식염수로 혈청 나트륨 수치가 극적으로 개선된 점을 미루어볼 때, 이 환자는 구토 및 탈수로 인한 저혈량성 저나트륨혈증(hypovolemic hyponatremia)으로 여겨집니다. 낮은 요중 나트륨 수치로 보아 염류코르티코이드 결핍(mineralocorticoid deficiency)일 가능성은 낮습니다. 환자의 낮은 요중 나트륨 수치, 저혈량 상

태, 생리식염수에 대한 반응은 모두 항이뇨호르몬과다분비증후군(SIADH) 소견과 상반됩니다. 생리식염수로 경정맥 수분공급을 지속하면서 필요에 따라 항구토제를 투여해야 합니다.[11]

6. 52세 고혈압 환자인 Ryan 씨는 3일째 우측 하지의 부종을 동반한 통증으로 오늘 외래에 내원했습니다. 환자는 외상력이 없으며, 최근 수술이나 여행 또는 고정을 해야 하는 상황(immobilization) 등이 없었습니다. 참고로 이 환자는 고혈압으로 10일 전부터 amlodipine 5 mg을 매일 복용하기 시작했습니다. 혈전(blood clot) 관련 과거력이나 가족력은 없습니다. 검진 결과, 우측 종아리에 경미한 압통과 1+ 강도의 전경골 함요부종(pitting pretibial edema)이 관찰됩니다. 우측 종아리 둘레가 좌측보다 1.5 cm 더 큽니다. Amlodipine이 하지부종을 유발할 수 있지만, 일반적으로 양측성이기 때문에 추가 평가가 필요합니다. 환자의 Wells 점수(역자 주 - 심부정맥혈전증이 의심되는 환자의 위험도 평가를 위한 도구, 통상 0점은 위험도 낮음, 1-2점은 위험도 중간, 3점 이상은 위험도 높음으로 분류)는 1점으로 심부정맥혈전증(DVT)의 검사 전 확률(pretest probability)은 17%입니다. 검사 전 확률이 중간 정도에 불과하므로 고감도 D-이합체 검사(역자 주 - D-dimer는 체내에서 혈전이 용해될 때 발생하는 단백질중 하나로, 정상적으로는 혈중에 존재하지 않고 혈전이 형성되어 용해된 경우에만 생산됨. 이 검사가 양성인 경우 체내에서 혈전의 형성과 용해가 이루어지고 있음을 시사하므로, 정맥혈전색전증, 혈전질환, 파종혈관내응고의 진단과 추적관찰을 위해 활용됨. 정상범위는 0.5 mg/L 이하)를 시행해야 합니다. D-이합체가 음성인 경우 심부정맥혈전증의 가능성은 극히 낮아지므로 환자의 하지 초음파검사 일정을 연기하고 퇴원시킬 수 있습니다.[12]

7. Corbo 씨는 양측 어깨 통증과 경직감으로 2주 만에 응급실을 세 번 내원한 환자입니다. 그는 처음에 어깨 염좌 진단을 받은 후 ketorolac 근육주사를 맞았습니다. 두 번째 내원 시에는 견관절 X선 검사 결과 양측 견쇄관절 및 상완와 관절에 경미한 관절염이 관찰되어 naproxen 처방을 받았으나 호전이 없었습니다. 오늘은 어깨 통증이 너무 심해서 검사를 위해 셔츠를 벗을 때 도움이 필요할 정도였습니다. 환자의 적혈구침강계수(ESR)는 112 mm/h이었고, 헤모글로빈 수치는 11.0 g/dL로 경미한 정상적혈구 빈혈(normocytic anemia)이 있습니다. 환자의 통증은 관절염의 경미한 정도에 비해 지나치게 심하며, 회전근개 파열이나 건염 징후는 없습니다. 양측성 증상은 전신 질환의 진행을 시사합니다. 높은 ESR 수치는 류마티스성 다발근통(polymyalgia rheumatic) 진단을 강하게 뒷받침합니다. 환자에게서 시각 관련 증상, 혀나 턱의 파행, 측두 동맥염의 병발을 시사하는 측두 압통은 확인되지 않습니다. 후발성 류마티스 관절염이나 다른 유형의 염증성 관절염일 가능성도 있으나, 증상이 비정형적일 것입니다. 지금부터 prednisone 15 mg을 매일 투여하고 반응을 모니터링해야 할 것으로 보입니다. 저용량 코르티코스테로이드 치료에 신속하고 극적인 반응이 나타나면 류마티스성 다발근통 진단을 확정 지을 수 있을 것입니다.[13]
8. Larchmere 씨는 여러 차례 허리 수술 및 후궁절제술 후 증후군(post-laminectomy syndrome) 병력이 있는 46세 여성이며, 난치성 요통으로 입원했다가 집중적인 물리치료를 위해 재활 시설로 퇴원했었습니다. 환자는 퇴원 3일 후 급성 섬망, 환시(visual hallucinations), 경련발작으로 재입원했습니다. 검사실 검사를 비롯한 기타 검사상 대사 질환 또는 감염성 질환의 근거는 없었습니다. 두부 컴퓨터단층촬영상 병변이 없었으며, 뇌파 검사에서도 국소 이

상 소견은 발견되지 않았습니다. 아편계 진통제나 진정제 복약력도 없고, 약물중독 검사(tox screen)도 음성이었습니다. 전일 야간에 환자의 약물조정(med reconciliation) 중 환자가 수년 동안 복용해오던 baclofen (20 mg TID)를 재활 시설에서 중단했다는 사실을 발견했습니다. 문헌검색 결과 초조(agitation), 불면, 착란, 망상, 환각, 경련발작, 시각적 변화, 정신병(psychosis), 이상운동(dyskinesia), 고열(hyperthermia), 근긴장항진(increased spasticity) 등 baclofen 금단 증후군을 설명하는 많은 증례보고 및 증례군 연구를 확인했습니다.[14, 15] Baclofen 투여를 재시작한 결과, 금일 아침에는 환자의 상태가 현저하게 개선되었습니다.

9. Hazel 씨는 24세 남성으로 확인된 의학적 문제가 없는데, 어젯밤 늦게 파티에서 '모종의 음료'를 마신 후 기면증(lethargy)과 구음장애(dysarthria)가 발생했으며, 이후 구토를 하여 응급실로 실려왔습니다. 환자는 빈맥과 빈호흡(tachypnea)을 동반한 쿠스마울

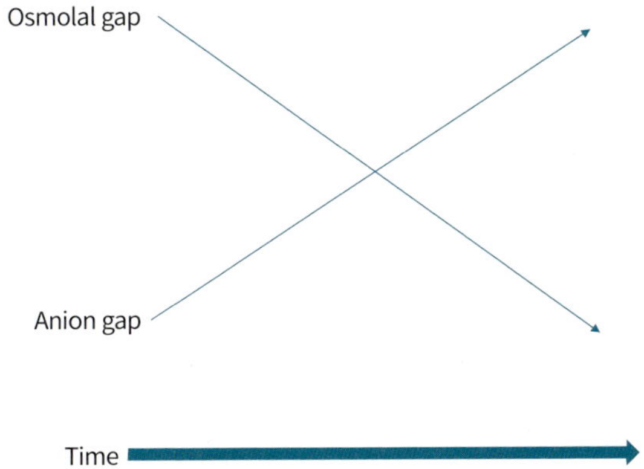

그림 7.3 독성 알코올(메틸렌 및 에틸렌글리콜) 섭취 환자의 시간 경과에 따른 삼투압차 및 음이온차 변화

호흡(Kussmaul respiration) 증상이 관찰되었고, 동맥혈가스분석(ABG) 검사 결과 대사성 산증이 확인되었으며 음이온차(anion gap, AG)는 42로 매우 높은 수치를 보였습니다. 음이온차가 확인되는 산증의 감별진단에는 독성물질 섭취, 케톤산증, 신부전, 젖산산증(lactic acidosis) 등이 포함됩니다. 혈당, 크레아티닌 및 젖산 수치가 정상이므로 당뇨병성 케톤산증(DKA), 젖산산증 및 신부전은 배제하였습니다. 방금 측정한 혈청 삼투압차(osmolar gap)는 14로 거의 정상에 가깝습니다. 메탄올이나 에틸렌글리콜(ethylene glycol) 중독을 배제할 수 없는 이유는 이런 알코올이 독성 대사산물인 포름산(formic acid)과 옥살산(oxalic acid)으로 전환되어 섭취 후 시간이 경과함에 따라 삼투압차가 감소하고 음이온차는 상승하기 때문입니다(그림 7.3). 따라서 몇 시간 전에 메탄올이나 에틸렌 글리콜을 섭취한 환자는 음이온차는 크고 삼투압차는 정상 또는 거의 정상에 가까운 수치를 보일 수 있습니다.[16] 이 같은 가능성 및 환자의 병력을 고려할 때 메탄올 또는 에틸렌글리콜 섭취가 의심되는 상황입니다. 현재 환자에게 fomepizole을 투여하고 즉각적인 투석을 위해 신장내과 팀에 진료를 의뢰했습니다. 곧 검사실에서 메탄올과 에틸렌글리콜 수치가 나올 것으로 예상되며, 이 결과가 음성이라면 진단을 다시 재검토해야 합니다. 알코올성 케톤산증(AKA)은 폭음 후 2-3일 동안 구토와 탈수 증상을 보이는 환자에게서 유사한 생화학적 양상(삼투압차 소폭 상승이 동반된 음이온차 대사성 산증)을 보일 수는 있으나 (1) 알코올성 케톤산증에서는 의식상태의 변화가 예상할 수 없으며, (2) 파티에서 그를 데려온 친구가 알려준 시간대와 맞지 않다는 2가지 이유로 확률이 높지 않습니다. 알코올성 케톤산증의 치료는 간단합니다. 지지요법(supportive treatment) 및 5% 포도당 생리식염수

정주를 통한 적극적인 수분공급입니다.

진단평가: 진단명 그 이상의 무엇

이미 명확한 진단이 이루어진 환자를 입원시킬 때는 치료계획에 초점을 둔 진단평가를 실시한다. 이는 다수의 야간 근무시간외 또는 전원에 의한 입원(3장 참조)과 함께 응급실 또는 외래에서 명백하고 논란의 여지가 없는 진단을 받고 도착한 환자인 경우에 해당한다. 이런 환자를 위한 치료 의사결정은 가장 까다로운 진단상의 난제만큼이나 복잡하고 어려울 수 있다:

1. Kenilworth 씨는 69세 여성으로 모든 종류의 치료를 다 시도해 본 전이성 유방암 환자입니다. 이 환자는 악성 흉막삼출과 난치성 통증으로 인해 호흡곤란이 악화되어 내원하였습니다. 환자는 호스피스 치료를 받아들일 준비가 된 것으로 보입니다. 그렇지만, 두 아들은 이런 요법들이 불편하고 비인도적이며 결국 무익하다는 설명에도 불구하고 집중 치료(intensive care), 기관내 삽관 및 전기충격(electricl shock) 등을 포함해서 "할 수 있는 모든 것을 해야 한다"고 단호하게 요구하고 있습니다. 종양내과 지도 전문의 및 병원 윤리위원회와 가족들 간의 면담이 필요할 것으로 생각됩니다. 무익의료(medical futility)에 대해 조사해 본 결과 다음과 같은 세 가지 핵심 개념을 찾았습니다.
   - 의사는 환자에게 효과가 없거나 해롭다고 생각되는 치료를 제공할 의무가 없습니다.
   - 의사는 무익한 치료라고 해서 처음부터 환자에게 "안 된다"고만 말해

서는 안 되고, 반드시 대화에 참여하고 대안을 논의해야 합니다.

- 의사는 진료가 무가치한 것이 아님을 항상 전달해야 합니다.[17]

무익함 및 불편함이라는 부정적인 면에 초점을 두기보다는 편안함, 존엄성, 평화로운 환경 등 완화의료(palliative care)의 이점을 강조하면 환자와 아들이 현 시점에서는 최선의 선택인 호스피스 치료를 받아들일 가능성이 높다고 생각합니다. 우리는 환자와 가족의 말에 귀를 기울이고 그 입장을 이해하려 노력해야 합니다.

2. Morley 씨는 고혈압, 만성 심방세동 및 '경도 혈관성 치매(mild vascular dementia)'를 앓고 있는 92세 남성으로, 두 달 전 아내가 사망한 뒤부터 우울증을 앓고 있습니다. 환자는 지난 한 달간 착란과 공황 증상으로 응급실에 세 번 내원하고 두 번 입원했습니다. 그는 정신과 지도 전문의의 진단을 받고 항우울제를 복용하기 시작했습니다. 환자는 아파트에 독거 중이며 자택으로 돌아가고 싶어 하지만, 현 시점에서 환자를 혼자 지내게 두는 것은 안전하지 않을 것으로 생각됩니다. 딸이 있으나 부친과 함께 지내는 것을 매우 꺼려하는 것으로 보이며, 위임장도 받아오지 않았습니다. 이 환자 진단은 '가역적 치매 증후군을 동반한 우울증(depression with reversible dementia syndrome)'인 것으로 여겨집니다. 이런 환자들은 전반적으로 다른 치매 환자에 비해 정신 및 신체 불안증상이 더 많이 관찰되며, 우울증 치료를 통해 상당한 수준의 인지기능 개선 여지가 있습니다.[18] 환자의 정신과 담당의는 항우울제 처방을 통해 인지기능이 개선될 수 있다는 점에 동의했으나, 4-6주 이상의 치료가 필요할 수 있다고 합니다. 이 시점에서 환자를 치매 치료기관을 갖춘 전문 요양시설(nursing home)로 전원하고 다음 달에 인지기능을 재평가할 계획입니다.

3. Lee 씨는 68세 여성이며 보존적 치료에 반응하지 않고 대형 가성낭종(pseudocyst)이 병발된 담석성 췌장염(gallstone pancreatitis)을 앓고 있습니다. 2주간의 장 휴식(bowel rest) 및 완전비경구영양(total parenteral nutrition, TPN)에도 불구하고 환자의 난치성 오심, 구역, 상복통이 지속 중이며, 컴퓨터단층촬영상 가성낭종의 용적이 5×8 cm로 증가한 소견이 관찰되었습니다. 유증상성 가성낭종에 대한 최적의 치료는 가성 낭종의 위치와 크기, 위 또는 십이지장과의 거리, 췌도와의 소통 여부에 따라 달라집니다. 내시경적 낭위문합술(endoscopic cystogastrostomy), 낭십이지장연결술(cystoduodenostomy)을 통한 내배액술 또는 경유두 배액술(transpapillary drainage)은 현재 대부분의 유증상성 가성낭종에 대해 선호되는 초기 접근법입니다.[19] 내시경초음파검사(endoscopic ultrasound)는 위장관 내강과 가성낭종 사이의 거리를 정확하게 측정할 수 있고, 출혈성 합병증의 위험을 높일 수 있는 정맥류나 췌장주변 부수조직(peripancreatic collaterals)을 확인할 수 있으므로 췌장 가성낭종 평가에 최선의 기법입니다.[20] Lee 씨의 경우 가성낭종이 췌장체부 내측에 있고 내시경초음파 결과 병변과 위 내강의 거리가 1 cm 미만임이 확인되었으므로 내시경적 낭위문합술을 선택했습니다. 이 시술의 임상적 성공률은 거의 90%에 달하지만, 술후합병증으로 출혈, 천공, 패혈증 및 췌장누공 등이 발생할 수 있습니다.

근거에 기반한 진단평가

살펴본 바와 같은 모든 진단평가는 특정 질문에 대한 답을 찾기 위한 집중적인 문헌검색을 통해 더 나은 결과에 도달할 수 있다. 우측의 삼출성 흉막삼출(transudative pleural effusion)의 감별진단은? Baclofen의 금단증상은 무엇이 있는가? 임상적 무익함(clinical futility)이란 무엇을 말하는가? 병동과 외래에서의 모든 진단과 치료 관련 질문에 답할 수 있는 교과서 또는 무작위 대조 임상시험이란 존재하지 않는다는 사실을 학생들이 이해하는 것은 매우 중요하다. 가능한 최신의 근거를 활용해야 한다. 증례보고, 증례군 연구, 종설 논문, 임상진료지침, 사례 대조군 및 코호트 연구, 질환의 기전 논문 들을 진단과 치료계획 수립에 활용할 수 있다. 개인맞춤의학(personalized medicine)의 시대가 도래하면서 근거의 가치에 대한 개념은 좀 더 유동적인 것으로 변하고 있다. 정말로 중요한 것은 연관성이다. 개별 환자를 돌보는 데 있어 '근거의 위계(evidence hierarchy)'에 대한 현학적 선언은 점점 더 의미를 잃고 있다. Christopher Blunt는 "위계는 임상진료에 근거를 적용하기에 좋지 않은 기준이다."고 말한다. 위계는 평균적인 치료 효과 차이의 추정치를 제공하지만, '효과의 분포, 효과 이질성의 원인 및 예측인자의 정보'가 임상의와 환자에게 가장 중요하다.[21] 이런 정보는 다양한 출처에서 얻을 수 있다. **중요한 것은 어떤 형태로든 해당 증례에 가장 잘 부합하는 근거를 찾는 것이다.** 무작위 대조 임상시험과 메타분석만으로는 진단의 확정과 치료의 최적화에 필요한 결정적인 근거를 찾지 못할 수 있다. 따라서, 문헌검색은 폭넓게 해야 한다.

당신의 생각을 모두에게 알려주되, 근거를 제시하라. 당신의 진단평가는 하나의 논문이므로 논거를 제시하고 방어해야 한다. 당신의 주장을 사전에 준비하라. 주제에 맞고 관련성이 높은 문헌의 검색을 통해 이를 뒷받침하라. 구두 증례발표의 한 부분으로써 근거를 인용하라. 설명이 어렵거나 예상치 못한 사건이 발생했을 때는 당신이 갖춘 새로운 기초과학 지식을 활용하여 가설을 세우라. 찾을 수 있는 최상의, 가장 구체적인 근거를 진단평가에 반영하라.

참고문헌

1. Strohl M, Packer C. When asthma is not asthma. JGIM Clinical Images 2015 January 14. http://www.sgim.org/web-only/clinicalimages/when-asthma-is-not-asthma.
2. Zias N, Chroneou A, Tabba MK, Gonzalez AV, Gray AW, Lamb CR, et al. Post tracheostomy and post intubation tracheal stenosis: report of 31 cases and review of the literature. BMC Pulm Med. 2008;8:18.
3. Porcel JM, Light RW. Diagnostic approach to pleural effusion in adults. Am Fam Physician. 2006;73(7):1211-20.
4. Porcel JM. Pleural effusions from congestive heart failure. Semin Respir Crit Care Med. 2010;31(6):689-97.
5. Sureka B, Bansal K, Patidar Y, Kumar S, Arora A. Thoracic perspective revisited in chronic liver disease. Gastroenterol Rep (Oxf). 2015;3(3):194-200.
6. Badillo R, Rockey DC. Hepatic hydrothorax: clinical features, management, and outcomes in 77 patients and review of the literature. Medicine (Baltimore). 2014;93(3):135-142.
7. Eid AA, Keddissi JI, Kinasewitz GT. Hypoalbuminemia as a cause of pleural effusions. Chest. 1999;115(4):1066-9.
8. Foschi FG, Piscaglia F, Pompili M, Corbelli C, Marano G, Righini R, et al. Real-time contrast-enhanced ultrasound--a new simple tool for detection of peritoneal-pleural communications in hepatic hydrothorax. Ultraschall Med. 2008;29(5):538-42.
9. Hanna EB. Syncope: etiology and diagnostic approach. Cleve Clin J Med.

2014;81(12):755-66.

10. Park JJ, Park SJ, Choi DJ. Microvascular angina: angina that predominantly affects women. Korean J Intern Med. 2015;30(2):140-7.

11. Braun MM, Barstow CH, Pyzocha NJ. Diagnosis and management of sodium disorders: hyponatremia and hypernatremia. Am Fam Physician. 2015;91(5):299-307.

12. Wells PS, Anderson DR, Rodger M, Forgie M, Kearon C, Dreyer J, et al. Evaluation of D-dimer in the diagnosis of suspected deep-vein thrombosis. N Engl J Med. 2003;349(13):1227-35.

13. Helliwell T, Hider SL, Barraclough K, Dasgupta B, Mallen CD. Diagnosis and management of polymyalgia rheumatica. Br J Gen Pract. 2012;62(598):275-6.

14. Leo RJ, Baer D. Delirium associated with baclofen withdrawal: a review of common presentations and management strategies. Psychosomatics. 2005;46(6):503-7.

15. D'Aleo G, Cammaroto S, Rifici C, Marra G, Sessa E, Bramanti P, et al. Hallucinations after abrupt withdrawal of oral and intrathecal baclofen. Funct Neurol. 2007;22(2):81-8.

16. Kraut JA, Kurtz I. Toxic alcohol ingestions: clinical features, diagnosis, and management. Clin J Am Soc Nephrol. 2008;3(1):208-25.

17. Kasman DL. When is medical treatment futile? A guide for students, residents, and physicians. J Gen Intern Med. 2004;19(10):1053-6.

18. Morimoto SS, Kanellopoulos D, Manning KJ, Alexopoulos GS. Diagnosis and treatment of depression and cognitive impairment in late life. Ann N Y Acad Sci. 2015;1345(1):36-46.

19. Pan G, Wan MH, Xie KL, Li W, Hu WM, Liu XB, et al. Classification and Management of Pancreatic Pseudocysts. Medicine (Baltimore). 2015;94(24):e960.

20. Saftoiu A, Vilmann A, Vilmann P. Endoscopic ultrasound-guided drainage of pancreatic pseudocysts. Endosc Ultrasound. 2015;4(4):319-23.

21. Blunt CJ. Hierarchies of evidence in evidence-based medicine. Doctoral thesis. London: London School of Economics; 2015.

22. Lanza GA, Buffon A, Sestito A, Natale L, Sgueglia GA, Galiuto L, et al. Relation between stress-induced myocardial perfusion defects on cardiovascular magnetic resonance and coronary microvascular dysfunction in patients with cardiac syndrome X. J Am Coll Cardiol. 2008;51(4):466-72.

제8장

감별진단으로의 접근법

> 임상의들은 자신의 문진 방법에 대해 "경험, 시행착오, 직관 그리고 뒤죽박죽(muddling through)"이라 묘사한다. 실제로 이 과정에는 컴퓨터로 복제하기에는 너무 복잡한 패턴 인식(pattern recognition) 기술이 필요하다.[1]
>
> James D. Sapira

> 학생들은 설명하기 어려운 임상 소견을 다루기 위한 필수역량으로써 '지속되는 혼란(sustained muddleheadedness)'과 모호함에 대한 인내심을 습득해야 한다. 진단은 당면한 증거에 의해 뒷받침될 때만 한걸음 나아갈 수 있다.[2]
>
> Lawrence Weed

능동적 진단: 실시간으로 이루어지는 가설검정

일반적으로 신입생들은 환자를 살피고 진찰하여 여러 귀중한 임상 데이터를 수집한 후 조용한 방으로 물러나 소견을 이해하는 것이 진단의 과정이라고 생각하곤 한다. 수동적으로 데이터를 수집하여 진단에 반영하는 이 같은 방법은 감별진단에는 비효율적이다. 우선, (사후에 감별진단을 하려 드는) 학생은 확인하지 않았던 문진 사항이나 재확인해야 하는 신체검진 소견을 자꾸 떠올리게 된다. 이는 반복되는 병상 방문으로 이어져, 잠에 들려고 애쓰는 환자의 인내심을 바닥내고 평온을 깨트릴 수 있다. 위 방식의 또다른 문제는 보물상자 안에 반짝이고 관심을 끄는 물건이 너무 많아 무엇을 보관하고 무엇을 버릴지 여부를 결정하기가 매우 어려울 수 있다는 것이다.

이 문제의 해결책은 결국 대부분의 학생들이 이해하게 되듯, 병력과 신체검진에 대한 **능동적** 접근이다. 즉, 병력을 청취하고 신체검진을 수행하는 동안 일련의 진단 가설을 실시간으로 검정하는 것이다. 복통을 호소하는 환자의 아래 증례에서는, 여러 진단의 가능성을 테스트하기 위해 여러 구체적인 질문을 하는 것을 뜻한다:

1. **담석산통(biliary colic)**: 통증이 느껴지는 부위가 어디인가요? 통증이 점점 악화되서 매우 극심해졌다가 서서히 완화되나요? 통증 때문에 밤에 잠에서 깹니까? 구역이나 구토가 있었나요? 통증에서 잠애서 깬 날 저녁으로 무엇을 먹었나요? 통증이 오른쪽 어깨뼈 부위로 퍼지나요? 눈이나 피부가 노랗게 변했습니까? 어두운색 소변이나 밝은색 대변을 보았습니까? 전에 이런 종류의 통증을 경험한 적이 있나요? 담석이 있다는 이야기를 들은 적이 있습니까?
2. **소화성 궤양 질환(peptic ulcer disease)**: 무엇인가 먹으면 통증이 나아지나요, 아니면 악화되나요? 제산제(antacids)를 복용해 보셨습니까? 식사 후 얼마가 지난 후에 통증이 다시 시작되나요? 통증 때문에 밤에 잠에서 깨십니까? 통증 완화를 위해 할 수 있는 것이 있습니까? 흑색 대변이나 혈변이 나옵니까? Aspirin, 혹은 ibuprofen, naproxen 같은 비스테로이드 소염제를 복용하는 중

인가요? 궤양이 있다는 말을 들었거나 상부 위장관 내시경 검사를 받은 적이 있나요?

3. **급성 췌장염**(acute pancreatitis): 통증이 지속적인가요, 아니면 간헐적인가요? 통증이 등 한가운데로 퍼져나갑니까? 앉으면 통증이 나아지나요? 구역이나 구토가 있나요? 음주를 합니까? 최근에 음주를 얼마나 했습니까? 담석을 앓은 적이 있습니까? 새로 복용하는 약이 있나요? 과거에 비슷한 통증이 발생한 적이 있나요?
4. **신결석**(nephrolithiasis): 통증이 허리나 옆구리에 느껴집니까? 사타구니까지 통증이 퍼지나요? 통증이 점점 악화돼서 극심해졌다가 서서히 줄어들었나요? 구역이나 구토가 있었습니까? 소변에 피가 섞여나오나요? 소변에 돌이나 입자가 같이 나왔나요?

이 같은 데이터 수집과 분석의 블렌딩은 처음에는 어느 정도의 정신적 기민함이 필요하지만, 반복과 경험을 통해 반사적으로 처리하는 수준에 도달할 수 있게 된다. 능동적 진단이란, 주소증이 흉통이든, 급성으로 발병한 착란이든, 발열이 동반된 좌측 주관절 부종이든 문진의 흐름을 따라가는 것을 의미한다. 철저한 병력과 신체검진뿐만 아니라 잠정 진단까지를 정해서 환자의 병실에서 나오는 것이 목표가 되어야 한다.

진단의 이론, 원리 및 주의사항

학생은 진단의 다양한 이론과 원리뿐만 아니라 진단에 드는 노력을 방해하는 편견과 오류에 대해서도 기본적인 이해를 갖추어야 한다. 자기반성(self-reflection)은 학습 과정에서 매우 중요한 부분이며, 이론적 기반이 없다면 실수를 정확하게 파악하기 어려울 수 있다. 진단은 극도로 복잡한 과정이다. 규칙과 방법(rules and methods)은 도움은 될 수 있으나, 숙련된 의사의 머릿속에서 일어나는 여러 단계의 처리과정을 완전히 반영하거나 설명하지 못한다. 아래에 나오는 개념들을 진단 전문가(diagnostician)로서 자신만의 방식을 찾아나가는 데 길잡이로 생각하라.

오컴의 면도날(Occam's Razor)

영국의 철학자 윌리엄 오컴(William of Occam, c.1287-1347)의 수많은 업적 중에는 '오컴의 면도날'로 알려진 효율적 추론에 대한 이론이 있다. 그가 남긴 경구인 "**필요치 않은데 다수의 가정을 하지 말 것**(Pluralitas non est ponenda sine necessitate)"은 의학에서의 진단에 자주 적용된다. 즉 "경쟁 가설 중 가장 단순한 설명이 가장 좋다." 또는 "하나의 병명 아래에 가능한 많은 증상을 둘 수 있도록 노력하라."는 뜻이다. 이 같은 진단적 간결성(diagnostic parsimony)은 명쾌하고 효율적이며 비용효과적인 의료로 이어질 수 있다. 필자는 최근에 고열 및 중증 요통을 호소하는 생체인공 대동맥 판막(bioprosthetic aortic valve) 환자를 돌본 적이 있다. 검진 결과 환자의 좌측 흉골 가장자리에서 3/6도 박출성 수축기 잡음(ejection systolic murmur)이 들렸고, 흉추의 압통과 여러 부위의 손톱밑선상출혈(splinter hemorrhage)이 관찰되었다. 자기공명영상 검사에서는 흉추 여러 부위의 척추 골수염(vertebral osteomyelitis)과 디스크염(discitis)이 발견되었으며, 복부컴퓨터단층촬영 검사상 비장 및 신장 경색이 확인되었다. 혈액배양 검사에서는 연쇄상구균 및 포도상구균이 검출되었다. 경험 많은 의사라면 이런 모든 혈액성 감염과 경색이 인공판막 심내막염(prosthetic valve endocarditis)에 기인한다는 것을 즉시 알아차릴 것이다. 경식도 심장초음파(transesophageal echocardiography)에서의 판막 증식증(valvular vegetation) 및 판막주위농양(paravalvular abscess) 소견을 통해 진단을 확정했다. ['시그마의 법칙(The Law of Sigma)'과 '핵심 소견 접근법'을 통한 다양한 증례에 대한 오컴의 진단적 간결성 적용례는 다음에 이어지는 내용을 참조한다.]

히캄의 격언(Hickam's dictum)

알려진 바와 같이 오컴의 면도날 원칙 준수는 실제 의료현장에서는 도달하기 어려운 이상적인 목표다. 우리의 환자들은 두 가지 이상의 질병을 동시에 앓고 있거나, 서로 무관한 여러 종류의 증상을 동시에 호소하기 일쑤다. 예를 들어, 만성적인 양측 발목 부종, 우측 하부의 흉곽 통증, 배뇨장애, 현기증, 간질거리는 기침, 좌측 종아리 뭉침 그리고 우측 견갑골 아래 통증을 호소하는 환자가 있을 수 있다. 이 환자의 통합 진단은 무엇인가? 필자의 가장 복잡했던 환자 중 한 명은 짓궂은 장난기가 있었는데, 한번은 주머니에서 둘둘 말린 종이를 꺼내더니 자신의 증상이 적힌 목록이라고 말했다. 필자가 마음속으로 신음소리를 내뱉는 동안 환자는 갑자기 두루마리를 떨어트렸는데 방 전체에 펼쳐진 것은 약 4.57 m 길이의 빈 종이였다. 필자는 정신을 차리고 환자와 함께 큰소리로 웃었는데, 나중에 이 일을 떠올려보니 그 두루마리에는 여러 질병과 늘어나는 증상들은 규칙이지 예외가 아니라는 아이디어가 담겨있다는 생각이 들었다.

따라서, 히캄의 격언으로 알려진 "환자는 원하는 만큼 많은 질환에 걸릴 수 있다."는 문장은 오컴의 면도날에 대한 대척점이다. 이는

1958년부터 1970년까지 인디애나 대학 의과대학의 학장을 지낸 John Hickam 박사가 현실세계의 복잡한 진단을 다루는 데 있어 오캄의 면도날이 갖는 한계에 대해 불만을 표한 유명한 어록이다. 어려운 진단을 마주했을 때는 오컴의 방법을 먼저 시도해 보라. 모든 것이 잘 맞아떨어진다면 이보다 더 만족스러운 일은 없을 것이다. 그렇지만 너무 억지로 해서는 안 된다. 간결함을 위해 네모난 못을 둥근 구멍에 맞추려 들다가는 심각한 오진을 야기할 수 있다.

시그마의 법칙(The Law of Sigma)

이것은 오컴의 면도날 추론에 따른 당연한 귀결이다. 질환 A에 이환 중인 환자에게서 새로운 증상이 발현된다면, 완전히 새로운 진단인 질환 B를 제시하기 전에 질환 A의 드물거나 특이한 증상을 염두에 두는 것이 가장 적절하다.[1] 그림 8.1에서 각 사인파(sine wave)의 파봉(wave crest)은 질환 A와 질환 B의 일반적인 증상을 나타내며, 사인파 곡선의 하강면은 각 질환의 드물거나 흔치 않은 양상을 나타낸다.

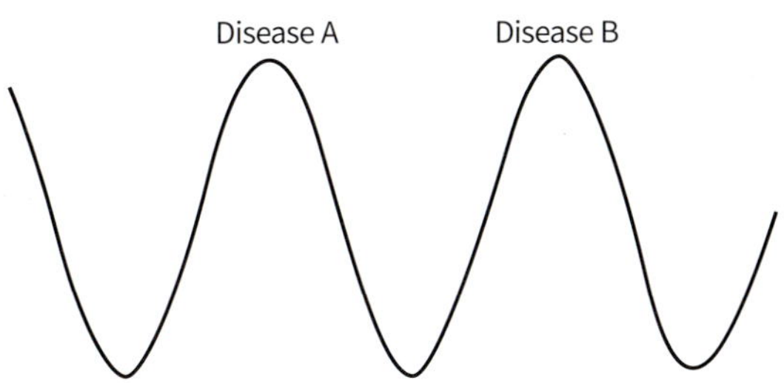

그림 8.1 시그마의 법칙

시그마의 법칙을 적용하여 (1) 진단으로 바로 이어지고, (2) 진단검사 비용이 절감되는 다음 시나리오를 고려해 보라(진단검사 비용의 모든 추정치는 healthcarebluebook.com에서 가져왔다).

증례 1

발작장애(seizure disorder) 환자인 35세 남성에게서 1일간 아래 증상이 관찰되었다.

- 안진(Nystagmus)
- 실조보행(Ataxic gait)
- 기립성 저혈압(Orthostatic hypotension)

진단명이 무엇인가?

발작장애를 무시하고 현재 증상을 완전히 새로운 진단과 관련짓는다면 뇌간이나 소뇌 뇌졸중 배제를 위해 뇌 자기공명영상($969)이 필요할 것이다. 시그마 법칙에 따라 환자에게서 이미 확인된 발작장애(치료 포함)의 더 흔치 않은 증상을 검토하는 것부터 시작하면, 결국 환자에게 phenytoin [역자 주 - 뇌전증 중첩상태 또는 경구약물로 발작억제가 불가능한 경우를 적응증으로 하는 약물이며 불수의운동(이상운동증, 무도병, 고정자세불능증등), 신경병증, 어지러움, 운동실조증, 정신착란, 구음장애, 불면, 신경과민, 주의력·집중력, 반사운동능력의 저하 등이 정신신경계에서 나타날 수 있는 주요 이상반응으로 알려져 있음] 독성의 전형적인 증상이 발현되고 있음을 알 수 있다. Phenytoin 수치 상승($34)을 확인함으로써 진단이 확정된다.

증례 2

55세의 전이성 유방암 여성 환자에게서 다음 증상이 나타났다.

- 국소 신경학적 소견을 동반하지 않는 기면증(lethargy)
- 미만성 복통(diffuse abdominal pain)
- 다뇨증(polyuria)

진단명이 무엇인가?

이미 확인된 전이성 유방암을 건너뛰고 새로운 진단을 내릴 경우, 비조영 두부 컴퓨터단층촬영(non-contrast head CT, $303)은 물론 조영제 유무에 관계없이 복부 컴퓨터단층촬영($559) 등 수많은 진단검사를 처방할 수 있다. 그러나 전이성 유방암에서 시작해 대사성 합병증의 가능성까지를 고려하는 경우 환자의 모든 증상을 설명할 수 있는 고칼슘혈증이라는 진단에 이르게 되고, 간단한 혈청 칼슘검사($13)로 확인이 가능했다.

증례 3

고혈압, 관상동맥질환, 갑상선기능저하증이 있는 80세 남성이 다음 증상을 보인다.

- 진행성 하지 부종
- 호흡곤란
- 흉부 X선상 심비대

- 초음파검사상 중등도의 심낭삼출(pericardial effusion)

이 환자의 심낭삼출의 원인은 무엇인가? 심낭삼출의 감별진단에는 심낭염, 악성종양, 바이러스감염, 자가면역질환, 결핵, 신증후군 및 심부전이 포함된다. 이미 확인된 환자의 진단을 무시하는 경우 감별이 어렵고 심장막천자(Pericardiocentesis, $2,876) 검사가 필요할 수 있다. 그러나 점액부종(myxedema)은 심낭삼출의 드문 원인이기도 하며, 추가적인 조사 결과 이 환자는 6개월 전 levothyroxine 처방이 다 떨어진 후 복용을 중단한 것으로 밝혀졌다. 환자의 TSH수치($54)는 70 mlU/L로 중증 갑상선기능저하증에 해당하였다. Levothyroxine 복용을 재개한 후 삼출은 점차 개선되었다.

물론 시그마의 법칙은 오컴의 면도날에서와 같이 모든 증례에 적용될 수는 없다. 새로운 증상은 새로운 질환으로 인해 발생하는 경우가 많다. 그러나, 훌륭한 진단 전문가는 이미 확인된 진단의 전반을 신중하게 검토한 후에야 새로운 진단으로 넘어간다.

잘못된 인과관계의 오류(Post Hoc Ergo Propter Hoc)

인과오류(post hoc fallacy)를 이해하기 위해 필자가 직접 임상에서 경험한 증례를 살펴보겠다. 한 62세 남성이 오른쪽 어깨에서 손목으로 퍼져나가는 심한 작열통(burning pain)을 호소했다. 그는 즉시 동네 약국에 들러 aspirin 크림 한 튜브를 사서 통증이 있는 부위에 듬뿍 발랐다. 잠시 후 크림을 바른 팔에 통증과 수포가 동반된 발진이 생겼다. 환자는 응급실에 내원했고, 이야기를 들은 의사가 수포성 발진을 살펴본 뒤 aspirin 크림에 대한 알레르기 반응이라는 진단을 내렸다. 환자는 처방받은 diphenhydramine를 복용했지만, 발진이 사라진 후에도 통증이 계속 악화되었다. 1개월 후 환자는 팔의 극심한 통증과 수면장애를 호소하면서 필자의 진료실로 내원했다. 작열통 및 발진의 피부분포에 대한 환자의 이야기를 들어보니 대상포진이 분명했다. 그렇다면 응급실의 의사는 왜 이런 간단한 진단을 놓쳤을까? Aspirin 크림과 발진 사이의 시간적 연관성 때문이다. Post hoc ergo propter hoc란 "먼저 일어난 일이 뒤에 일어난 일의 원인이다." 또는 "시간적 연관성은 인과관계를 의미한다."라는 뜻이다. 대상포진에서는 발진보다 통증이 먼저 나타나는 경우가 많으며,[3] 환자의 증상은 대상포진의 전형적 양상이었다. 응급실 의사는 대상포진의 자연경과를 확실히 알고 있었고, 여러 번 이 질환을 진단했겠지만 aspirin 크림의 투여 시기가 상황을 왜곡했다. 마찬가지로 환자가 항생제 처치 후 발열이 해소된 경우에도, 항생제가 발열을 '치료'했다고 가정해서는 안 된다. 특히, 환자의 모든 배양검사 결과가 음성이라면 더욱 그렇다.

휴리스틱(Heuristics)

의료 휴리스틱(medical heuristics)은 '임상진료 현장의 침묵하는 심판관'으로 묘사되어 왔다.[4] 휴리스틱은 의사가 일상진료에서 신속하게 진단과 치료에 대한 결정을 내릴 수 있게 해주는 인지적 지름길이다. 본질적으로 휴리스틱은 경험과 상식에 기반한 간단하고 효율적인 경험칙으로, 정보와 시간이 제한적인 환경에서 이루어지는 '신속하고 간소한' 의사결정의 일종이다. 숙련된 진단 전문가들이 훌륭하게 활용하는 빠른 패턴 인식은 가장 고도화된 휴리스틱 추론의 한 형태일 수 있다. 흥미롭게도 휴리스틱은 진단 정확도 측면에서 복잡한 진단 알고리즘과 예측도구보다 뛰어난 성과를 보이는 경우가 많다. Julian Marewski는

"휴리스틱의 놀라운 성능의 한 가지 이유는 이것이 정보를 무시한다는 점에 있다. 이는 더 빠른 실행과 보다 용이한 이해 및 의사소통을 가능하게 한다"[5]라고 썼다. 예컨대, 흉통의 진단평가에 일반적으로 활용되는 휴리스틱 - 흉골하 통증인가? 운동성인가? Nitroglycerin으로 완화되는가? - 은 심혈관 질험 위험 지수 같은 기타 정보가 없는 상태에서도 협심증을 예측할 수 있는 강력한 예측지표다. 이 외에도 "폐렴에서 적절한 항생체 처치가 이뤄진 후에도 48시간 이상 발열 및 백혈구증가증이 지속되면 농흉(empyema)을 의심하라"는 휴리스틱은 의사가 합병증을 동반한 폐렴의 영상검사 재검 시점을 결정하는 데 도움이 된다.

학생들은 대체로 휴리스틱 추론을 할 역량을 갖고 있지 않다는 점에 주의할 필요가 있다. 신속한 패턴 인식에는 광범위한 경험이 필요하다. 즉각적으로 진단을 내릴 수 있다고 생각하는 학생은 곧 그렇지 않다는 것을 깨닫게 된다. 메타인지(생각에 관한 생각)는 휴리스틱 추론과는 대비되는 개념으로, 스스로의 사고 과정을 통찰하고 이해하는 것이다. 학생은 다양한 진단의 가능성을 분석하고 검정하며 반박함으로써 메타인지를 연습한다. 또한 학생은 메타인지를 활용하여 오진으로 이어지는 실수와 편향을 가려내는 방법을 배울 수 있다.

휴리스틱 오류와 진단 편향(Heuristic Failures and Diagnostic Biases)

휴리스틱을 통해 도출한 결론은 보통 정확하지만, 불행히도 오진으로 이어질 수 있는 다양한 편향(표 8.1)의 영향을 받기도 한다. 이런 오류에 대해 최선의 방어책은 스스로의 추론을 분석하고 빠른 의사결정에 있어서의 인지적 함정을 염두에 두는 것이다. Cumbler와 Trosterman이 오류의 심리학(The Psychology of Error)에서 언급한 바와 같이,

"자신이 어떻게 진단에 도달하게 되었는지를 복기하는 데 시간을 투자하는 것이 좋다".[6]

휴리스틱 오류는 흔한 일이다. 필자가 교육하는 고학년 실습학생들이 발표한 두 증례를 검토해 보라. 첫 번째는 호흡곤란과 양측성 흉

표 8.1 휴리스틱 오류

휴리스틱	설명
기준점 편향 (Anchoring bias)	증상의 초기 특징에만 집착하고 이후 정보를 고려하여 첫인상을 조정하지 않는 경향
확증 편향 (Confirmation bias)	가설을 반박할 요소를 찾기보다 진단을 뒷받침하는 확증적 근거를 찾는 경향
가용성 편향 (Availability bias)	최근에 접했거나 얼른 떠오르는 진단의 가능성을 더 높게 판단하는 성향
진단 모멘텀 (Diagnosis momentum)	진단이 반복됨에 따라 '고착화(sticker)' 되는 경향
프레이밍 효과(Framing effect)	진단의 인지 가능성이 진단의 제시 방식에 따라 영향을 받는 경향
매몰비용 편향(Sunk cost bias)	많은 노력이 투여된 진단의 포기를 꺼리는 것
조기종결 (Premature closure)	완전한 검증 전에 결정을 수용하는 경향으로 검색 만족 현상(satisfied search phenomenon)으로도 지칭
본능 편향 (Visceral bias)	감정적 자극에 의한 잘못된 의사결정. 임상의 스스로가 원하는 진단에 과도한 무게를 부여할 수 있음
환자분류 편향 (Triage cueing bias)	진료장소나 지도 전문의 관련 초기선택이 향후 진료에 불균형한 영향을 미칠 수 있음
다중대안 편향 (Multiple-alternatives bias)	여러 잠재적 가능성의 목록 중 일부 선택지를 무시하여 덜 복잡한 목록으로 단순화하려는 시도

Cumbler와 Trosterman의 허가하에 전재[6]

막삼출이 있는 남성의 증례로, 이 환자는 최근에 폐암 진단을 받았으며 심부전 과거력이 있다. 양측성 흉막 삼출은 통상 막이나 조직으로부터 나오는 누출액(transudate)이므로, 담당 지도 전문의는 진단적 흉강천자(thoracentesis)를 포기하고 furosemide로 심부전을 치료하기로 결정했다. 며칠 후 환자는 호흡곤란 및 삼출의 악화로 다시 내원했고, 흉강천자를 통해 선암종 세포검사 양성 반응을 보이는 삼출액이 발견되었다. 이는 환자에 대한 완벽한 확인 전에 진단이 내려진 조기종결(premature clouser)의 예시다. 다른 증례에서는 폐렴으로 입원한 한 남성 환자에게서 범혈구 감소증과 경계성 호중구 감소증이 발견되었다. 혈액학 지도 전문의(hematologist) 협진의뢰 결과 범혈구 감소증의 원인이 환자의 감염 때문이라는 회신을 받았다. 환자는 항생제 처치 후 퇴원했으나 상태가 계속 악화되었다. 3주 후 심한 호중구 감소증, 발열, 패혈증으로 재입원했고 급성 골수성 백혈병(acute myelogenous leukemia, AML) 진단을 받았다. 일부 바이러스 감염 및 중증 세균 감염이 범혈구 감소증을 유발할 수 있다는 것은 사실이나, 혈액암(hematologic malignancy)이나 기타 골수 질환의 가능성이 간과되었다. 이는 AML 진단이 치명적인 수준으로 지연되는 결과를 불러왔다. 기준점 편향과 프레이밍 효과 모두가 이 불행한 결과에 기여했다.

인지적 강제전략(cognitive forcing strategies)은 휴리스틱 오류 방지에 도움이 될 수 있다. 한 가지 전략은 초기 소견이 명확하고 분명한 진단을 시사하는 것처럼 보이는 경우에도 모든 증례에 감별진단을 신중하게 활용하는 것이다(아래 참조). 두 번째 전략은 모든 진료상황 변동 시 진단의 불확실성을 체크리스트의 일부로 포함해서, 의사 간의 진단 편향 및 오류 전파를 방지하는 것이다.[6]

핵심 소견 기반 감별진단 접근

핵심 소견에 기반한 감별진단 접근(2장, 5장, 7장 참조)은 학생에게 유용하다. 이 방법은 우선순위가 부여되는 감별진단 및 합리적 검사 전략으로 이어지는 단순하고 순차적인 절차다. 숙련된 진단 전문가는 휴리스틱의 적용에 실패하고 패턴인식도 곤란한 경우 보통 이 접근법을 활용한다.

1단계는 병력, 신체검진, 검사실 및 영상검사 결과, 초기치료 반응을 통해 핵심 소견을 파악하는 것이다. 예컨대, 다음과 같은 핵심 소견이 관찰되는 환자가 있다고 가정해 보자:

- 흉막성 흉통(pleuritic chest pain)
- 호흡곤란
- 빈맥
- 빈호흡
- D-이합체 양성

2단계는 감별진단을 진행하는 데 필요한 핵심 소견을 파악하는 것이다. 핵심 소견은 가장 극적이거나 생명을 위협하는 징후 또는 증상이 아니며, 가능한 원인 목록이 가장 짧은 것이다. 이는 감별진단의 범위를 한정하며 보다 관리가 용이하고 효율적인 검사를 가능하게 해준다.

- 흉막성 흉통: 가능한 원인 질환이 한정적임 - 늑막염, 흉벽 통증(chest wall pain), 폐렴 및 폐색전증; **핵심 소견 관련 최적 선택지**
- 호흡곤란: 수많은 원인 질환

- 빈맥: 수많은 원인 질환
- 빈호흡: 수많은 원인 질환
- D-이합체 양성: 비특이적 검사, 수많은 원인 질환, 음성인 경우가 진단에 보다 도움이 됨

호흡곤란, 빈맥, 빈호흡은 수백 가지의 원인이 있으나, 흉막성 흉통은 관리가 이루어질 수 있는 수준의 가능성 있는 원인 질환 목록이 도출된다. 다음과 같은 핵심 소견이 있는 다른 증례를 검토해 보자:

- 우울증 병력
- 호흡곤란
- 호흡성 알칼리증(respiratory alkalosis)
- 음이온차 대사성 산증(anion gap metabolic acidosis)
- 폐부종으로 진행되는 경과

우울증 병력이 있는 환자가 호흡곤란 및 산-염기 장애가 발생한 상태에서 폐부종으로 경과가 진행된다. 이는 독성물질 섭취를 강하게 시사한다. 다음 중 최중요 소견은 무엇일까?

- 우울증 병력: 중요할 수 있으나 최중요 소견은 아님.
- 호흡곤란: 수많은 원인 질환
- 호흡성 알칼리증: 폐색전증, 폐렴, 패혈증, 천식, 간경변, 독성물질 섭취(살리실산), 저산소혈증, 급성 불안장애, 기흉, 수막염, 뇌염, 뇌종양 등 다양한 원인 질환
- 음이온차 대사성 산증: 독성물질 섭취(메탄올, 에틸렌글리콜, 살리실산이 가장 흔한 원인 물질), 젖산증, 케톤산증 및 신부전의 네 가지가 중요 원인;

핵심 소견 관련 최적 선택지

- 폐부종: 심부전, 성인호흡곤란증후군(adult respiratory disress syndrome, ARDS), 바이러스 감염, 높은 고도(high altitude), 연기 흡입, 신경성, 바이러스 감염, 폐색전증, 수많은 약물 및 독소 등의 다양한 원인 질환

거듭 말하지만, 여기서는 음이온차 대사성 산증의 잠재적 원인 질환 목록이 짧으므로 감별진단의 훌륭한 출발점이 된다.

3단계에서는 핵심 소견을 바탕으로 광범위한 감별진단 목록을 만든다. 학생의 경우 일반적으로 온라인(UpToDate, Diagnosaurus) 또는 다양한 포켓용 감별진단 핸드북의 감별진단 목록을 활용 필요가 있다. 광범위한 감별은 흔하지 않은 질환을 배제하고 모든 가능성을 검토하기 위해 중요한 절차다. 예컨대, 흉막성 흉통의 드문 원인으로는 심외막 지방 괴사(epipericardial fat necrosis),[7] 가족성 지중해열(familial Mediterranean fever),[8] nitrofurantoin의 폐 독성 부작용(nitrofurantoin pulmonary toxicity)[9] 등이 있다. 음이온 갭 대사성 산증을 유발할 수 있는 다른 독성 원인으로는 metformin[10]이나 Isoniazid[11]의 과다복용을 들 수 있다.

4단계에서는 일단 광범위한 감별진단 목록이 확립되면 그 확률에 대해 찾아보고 경험 많은 임상의와 논의하여 어떤 것을 버릴 수 있고 어떤 것은 적합한지를 찾아나간다. 이것이 감별진단의 범위를 좁히고 추정진단에 도달하는 과정이다. 흉막성 흉통이 있는 환자의 경우 호흡곤란, 빈호흡, 빈맥 및 D-이합체는 모두 폐색전증 추정진단을 시사한다. 음이온차 대사성 산증 및 약물섭취 가능성이 있는 환자의 경우, 추

가적인 문헌 조사를 통해 호흡성 알칼리증과 음이온차 대사성 산증이 살리실산 중독의 전형적 패턴이며 일부 환자는 폐부종으로 진행된다는 것을 알 수 있다. 따라서, 살리실산 중독이 추정진단이다.

5단계에서는 추정진단을 확정하거나 경합 중인 진단명 중 하나를 결정하기 위한 검사 전략을 진행한다. 흉부 컴퓨터단층촬영은 폐색전증 진단의 최적표준이며 높은 살리실산 수치로는 아스피린 과량투여를 확인할 수 있다. 통풍 병력이 없는 중년 남성의 무릎에 발열을 동반한 부종이 있으면 통풍, 가성통풍, 염증성 관절염 및 화농성 관절염(septic arthritis) 중 감별진단을 내리게 된다. 결정(crystals), 세포수(cell counts), 그람염색(gram stain) 및 배양검사를 위한 슬관절 흡인(knee aspiration)이 가장 이상적인 진단 검사다. 발열, 림프절병증(lymphadenopathy), 손바닥의 발진이 있고, 2기 매독이 추정진단인 환자에게는 RPR(역자 주 - Rapid plasma regain)이 가장 적합한 검사다. RPR은 2기 매독에 민감도가 100%이므로 검사상 음성 결과가 나오는 경우 배제진단이 가능하다. 특이도는 85-99%이므로 RPR이 양성인 경우 진단을 확정 짓기 위해 FTA-ABS(역자 주 - fluorescent treponemal antibody absorbed test, 매독의 원인균인 Treponema pallidum 항원에 대한 특이 항체를 측정하는 검사 중 하나)와 같이 특이도가 높은 treponemal test가 필요하다. 5단계에서는 검사별 특징과 베이지안 추론에 대한 명확한 이해가 필수적이다. 검사 전략 없이는 감별진단의 일부만 가능하다는 점을 기억하도록 한다. 검사 전략 수립을 위해서는 많은 생각과 문헌검토 및 토론이 필요하다. 시간을 절약하기 위해서는 각각 감별진단의 확률에 대해 학습하는 동시에 진단기준과 검사기법을 검토하도록 한다.

복잡한 증례에서의 핵심 소견 기반 접근법 활용

이 환자는 48세 남성으로 4일간의 발열과 오한을 비롯하여 우측 손의 4, 5번째 중수지관절 통증을 호소했다. 입원 2-3일 전부터는 환자의 얼굴, 목, 등, 다리에 멍울(bumps)이 나타났다고 한다. 배뇨장애, 설사, 시각적 이상 및 음경 분비물에 대한 계통문진상 이상 소견은 없었다. 그러나, 환자는 다른 증상이 발현되기 2주 전에 인후통이 있었음을 기억해 냈다.

환자의 주요 과거력은 고혈압이다. 복용 중인 약물은 없었으며, 음주와 흡연 및 불법 약물 사용력도 없다고 하였다.

환자는 마른 흑인 남성으로 신체검진 시에 중등도의 증상 강도를 호소했다. 체온은 39.1℃로 발열이 있었으며, 혈압 100/64, 심박수 110, 호흡수 22였다. 목과 등 및 하지에 1-2 cm 크기의 연분홍색 결절이 여러 개 관찰되었다. 우측 손 4, 5지 중수지관절에는 부종과 홍반 및 압통이 있었다. 환자의 경부, 액와부, 상완골활차(epitrochlear), 서혜부에 림프절병증이 확인되었다. 심잡음은 없었다. 폐, 복부 및 비뇨생식계 검사에서는 특이소견이 없었으며, 인두의 홍반이나 삼출액 등도 확인되지 않았다.

검사실 검사상 WBC 12,300, AST 201, ALT 207, LDH 290, ALP 204 및 ESR 103 등이 이상 소견이었다. 소변검사는 이상이 없었으며 흉부 X선과 심전도도 정상이었다. 수차례의 혈액배양검사 결과도 음성이었다.

환자는 입원 중에 우측 슬관절 삼출이 발생했다. 슬관절 흡인에서 2,400 WBC/cmm이고 결정검사, 그람염색 및 배양검사에서 음성이었다. 이 외에 환자는 좌측 안구의 통증과 충혈이 나타났는데, 안과검사 결과 공막염이 발견되었다. 심초음파검사 결과는 정상으로 해석되었다. 간조직 검사도 정상이었다. 피부 결절에 대한 조직검사 결과 결절홍반(erythema nodosum)으로 진단되었다.

환자에게 고용량 aspirin 투약을 개시한 후 발열과 피부결절이 해소되었으며, 관절증상도 개선되었다. 병원에서의 진단검사 3주 후에 외래에서 재검을 시행했다(진단검사: 입원 시 항스트렙토라이신 O (ASO) 역가는 198(정상치 0-200)이었다. 2주 후 ASO 역가는 352였다).

이것은 필자가 수년 전 재향군인병원 지도 전문의로 재직하던 시절의 실제 증례다. 감별진단을 진행하면서 핵심 소견과 진단명이 될 확률을 표로 만들어 생각을 정리했던 기억이 생생하다. 나의 핵심 소견 목록은 다음과 같다:

- 이동성 다발성 관절염(migratory polyarthritis)
- 발열
- 림프절병증
- 피하결절
- 결절홍반
- 간기능검사 이상
- 상공막염(episcleritis)
- Aspirin 투여 후 증상 해소

이동성 다발성 관절염은 원인 질환이 한정적이므로 이 증례의 핵심소견으로 선택하기에 적절하다. 이동성 다발성 관절염은 류마티스열(rheumatic fever)에서 주로 나타나지만, 성인 스틸병(Still's disease), 혈청병(serum sickness), 유육종증(sarcoidosis), 스위트 증후군

표 8.2 발열을 동반한 이동성 다발성 관절염의 복잡한 증례에 대한 진단표

	류마티스열	혈청병	성인 스틸병	염증성 장질환	유육종증	B형 간염	스위트병	전신성 홍반성 루푸스	임균성 관절염
이동성 관절염	+(2/3)	+	+(대관절)	+(이동성)	+/—(이동성일 수 있음)	(관절통이 있는 경우가 있음)	+	+(이동성)	+(이동성)
발열	+	+	+(고열)	+	+(10—15%)	+	+	+	+
림프절병증	—	+/—	+	—	+(25%)	—	+	+	—
피하결절	+	—	+/—	—	+(25%)	—	—	—	—
결절홍반	+/—	—	—	+	+	+	+/—	—	—
간기능 이상	—	—	+(73%)	+/—	+	+	—	—	—
상공막염	—	—	+(포도막염)	+	+(포도막염)	?	—	+	—
Aspirin 투여 후 개선	+	—	+(25%)	—	—	—	—	—	—
견해	*지지:* 높은 ASO 역가, 과거의 인후통 *반대:* 연령, 소수 관절 이환, 피하 결절의 비정형적 분포, 간기능 이상 있음, 결절성 홍반 있음, 림프절 및 안구 증상 발현	*지지:* 다발성 관절염 및 발열 *반대:* 통상 두드러기와 발적 발현, 최근의 penicillin/cephalosporin 약물력 없음, 다수의 무관한 소견	*지지:* 92%에서 인후통 병발함. 발열, 발적, 관절염의 삼중징후 *반대:* 주로 여성, 빈발 연령 16—35, 비대칭적 관절염은 드문편, 전형적이지 않은 스틸 발진	*반대:* 소화기 증상 부재	*지지:* 소수의 잡음성 소견 *반대:* 90%에서 흉부 X선 이상 소견, 80%에서 피부 및 간조직 검사상 양성 소견, 혈청 안지오텐신전환효소 및 칼륨치 정상, 전격성 발병	*반대:* 통상 자반성 피부병변 관찰, 혈청학적 음성	*반대:* 기저 림프 증식성 질환이 없음, 전형적인 피부 침윤을 동반하는 발진	*반대:* 항핵항체(ANA) 검사 음성, 임상 진단기준에 부합하지 않음	*반대:* 성접촉 관련 병력 없음, 다수의 무관한 소견

(sweet syndrome) 등 여러 다른 염증성, 감염성, 알레르기성 질환에서도 발현될 수 있다. 표 8.2에서는 좌측 열에 핵심 소견 목록이 제시되어 있고, 최상단 행에는 이동성 다발성 관절염의 감별진단이 정리되어 있다.

진단을 담당한 의사의 다음 과제는 표의 나머지 부분을 채워 각 진단에 부합하는 핵심 소견이 얼마나 있는지를 확인하는 것이다. 이 작업에는 보통 집중적인 문헌검토와 토론이 필요하며, 특히 분명한 추정진단이 없는 경우에는 더 그렇다. 이 증례의 경우 류마티스열, 성인 스틸병, 유육종증이라는 세 가지 주요 선택지가 도출된다. 표 하단의 '견해'는 이 같은 각 진단에 대한 찬반 논거를 제시한다. 결국 환자에게서 성인 스틸병과 유육종증을 배제할 수는 없었으나, penicillin의 예방적 투여로 류마티스열을 치료했다. 이 증례는 진단의 확률적 특성을 잘 보여준다. 의사는 절대적인 확실성은 드물며 진단적 확률을 평가하고 치료 의사결정을 내리는 것이 환자를 진료하는 모든 의사의 일상적인 업무라는 사실을 받아들여야 한다.

참고문헌

1. Sapira JD. The art & science of bedside diagnosis. Baltimore: Urban and Schwarzenberg; 1990.
2. Weed LL. Medical records that guide and teach. N Engl J Med. 1968;278(11):593-600.
3. Wood M. Understanding pain in herpes zoster: an essential for optimizing treatment. J Infect Dis. 2002;186 Suppl 1:S78-82.
4. McDonald CJ. Medical heuristics: the silent adjudicators of clinical prac-

tice. Ann Intern Med. 1996;124(1 Pt 1):56-62.

5. Marewski JN, Gigerenzer G. Heuristic decision making in medicine. Dialogues Clin Neurosci. 2012;14(1):77-89.

6. Cumbler E, Trosterman A. The Psychology of Error. The Hospitalist. 2007;11(11):34–5.

7. Runge T, Greganti MA. Epipericardial fat necrosis - a rare cause of pleuritic chest pain: case report and review of the literature. Arch Med Sci. 2011;7(2):337-41.

8. Ozkaya S, Butun SE, Findik S, Atici A, Dirican A. A very rare cause of pleuritic chest pain: bilateral pleuritis as a first sign of familial mediterranean Fever. Case Rep Pulmonol. 2013;2013:315751.

9. Caponi B. An unusual cause of pleuritic chest pain. [Abstract]. J Hosp Med. 2013;8(suppl 2).

10. Timbrell S, Wilbourn G, Harper J, Liddle A. Lactic acidosis secondary to metformin overdose: a case report. J Med Case Rep. 2012;6:230.

11. Alvarez FG, Guntupalli KK. Isoniazid overdose: four case reports and review of the literature. Intensive Care Med. 1995;21(8):641-4.

제9장

문헌검색과 인용

문헌검색을 통한 진료 최적화

학생이 환자 진료에 기여할 수 있는 가장 중요한 방법은 철저한 문헌검색의 수행이다. 인턴 및 레지던트는 많은 환자의 입원과 진료로 매우 바쁘기 때문에 진료 의사결정은 진료지침, 프로토콜 및 지도 전문의의 의견에 좌우되는 경향이 있다. 문헌검색에는 시간이 소요되며, 수련 중인 의사는 대부분 시간이 부족하다. 반면에 학생은 시간적 여유가 있으므로 자신의 과업에 대해 좀 더 깊이 파고들고 더 학술적인 접근방식을 취해야 한다. 그런 추가적인 조사가 종종 더 나은 환자 치료 결과로 이어질 수 있다.

7장에서는 집중적인 문헌검색을 통해 감별진단의 범위를 좁히고, 증례에 대한 구체적 질문에 답하는 데 보탬이 되었던 학생 진단평가의 가상 사례를 몇 가지 제시했다. 여기에서는 재향군인병원 지도 전문의로서 필자가 직접 경험한 실제 증례이자 학생들의 문헌검색이 더 나은 환자 치료로 이어진 사례를 보자.

1. 64세 남성이 천식 악화로 입원했다. 그는 며칠 사이 중환자실에서 기관삽관을 해야했던 두 차례의 입원을 포함해 지난 1년간 거

의 매달 입원이 필요했던 중증의 천식 병력이 있다. 학생이 진료기록을 면밀히 검토한 결과, 환자는 매 입원 시마다 객담 및 혈액배양 검사 음성의 유주성 폐침윤(migratory pulmonary infiltrates) 소견뿐만 아니라 호산구증가증(eosinophilia) 소견을 보였다(이전 병원 기록에는 호산구증가증에 대한 기록이 없음). 학생은 문헌검색을 통해 척스트라우스 혈관염(Churg-Strauss vasculitis)을 추정진단으로 정한 후[1] 팀과 소견에 대해 논의하고, 류마티스내과 지도 전문의와 상담하였으며 지도 전문의도 진단에 동의하였다. 폐조직검사 결과 호산구성 혈관염(eosinophilic vasculitis)이 확인되어, 환자는 코르티코스테로이드와 함께 면역억제요법을 시작했다. 이후 천식으로 인한 추가 입원은 없었다.

2. 전이성 방광암에 이환된 53세 남성이 중증의 화학요법 유발 설사(severe chemotherapy-induced diarrhea, CID)로 입원했다. 그는 최근 적극적인 경정맥 수액 투여 및 고용량 loperamide 요법에도 불구하고 급성신부전으로 인한 난치성 CID로 3주간 입원 후 퇴원했다. 또 한번의 길고 힘든 입원을 준비하던 중, 그를 입원시킨 학생이 문헌을 검색하다가 loperamide 불응성 화학요법 유발 설사 환자를 대상으로 한 피하 octreotide 처치에 대한 소규모 전향적 임상시험을 찾아냈다. 이 임상시험에는 환자의 94%에서 24-72시간 내에 설사가 완전히 해소되었다.[2] 피하 octreotide는 매우 고가인데다가 당시에는 원내 미보유 의약품이었다. 이 학생은 입원기간이 크게 단축된다면 치료비용이 상쇄될 것이므로 octreotide 투여가 필요하다고 환자를 설득했고, 약사와 함께 원내 의약품 목록 등재 승인을 받기 위해 노력했다. Octreotide는 기적적인 효과를 보였고, 환자는 24시간 동안 치료받은 후 퇴원할 수 있었다.

3. 한 82세 남성이 체중감소 및 기력저하를 호소했다. 검사과정에서 경성의 결절성 전립선 소견이 있었고, 전립선 특이항원(prostate specific antigen, PSA)수치는 200 ng/mL였다. 전이암 여부에 대한 검사 결과 의심스러운 폐 결절이 여러 개 확인되었으나, 골격이나 간의 병변은 확인되지 않았다. 필자는 전립선암이 폐에만 전이되는 증례를 들어본 적이 없었기 때문에 이차성 원발암(second malignancy)을 의심했다. 진단을 위해 기관지 내시경 검사를 계획했으나, 환자를 돌보던 학생이 문헌검색을 하여 호르몬 치료 후 완전 퇴행(complete regression)이 이루어진 폐에만 전이된 전립선암 증례보고 여러 건을 찾아냈다.[3] 이 새로운 정보에 따라 기관지 내시경 검사를 취소하고 종양내과 지도 전문의에 협진을 의뢰하여 증례를 검토한 결과, 항안드로겐 치료를 시작하는 계획에 동의하게 되었다. 이 학생의 문헌검색 덕분에 환자는 보다 신속한 암 치료를 받을 수 있었고 불필요한 시술도 예방할 수 있었다.[4]

각 증례에서 학생들은 다음과 같은 핵심질문을 도출했다.

- 이 난치성 천식 환자에게 관찰되는 지속성 호산구증가증의 원인은 무엇인가?
- Loperamide 불응성 화학요법 유발 설사에 대한 대안적 치료가 있는가?
- 전립선암이 폐로만 전이되는 경우가 있는가?

그런 다음 질문을 연구하고 그 결과를 팀에 발표함으로써 궁극적으로 환자에게 도움이 되도록 치료방향을 변경하는 것에 대해 설득력 있는 논거를 제시했다. 학생 수준에서 이는 확실히 우등생의 역할이다. 어느 순간부터 이 활동은 적절한 문헌검색 수준을 넘어서서 순수하게 환자에 대한 지지역할을 한다. 화학요법 유발 설사 환자를 돌보던 학생은 매우 끈질기고 열정적으로 octreotide 투여를 시도함으로써, 기존 치료계획의 관성과 부족한 근거 및 높은 치료수가로 인한 회의론을 모두 극복한 것으로 기억한다. 그 학생은 환자가 최상의 치료를 받을 수 있도록 최선을 다했다. 다른 증례의 학생들 역시 학생이라도 환자를 위한 변화를 만들어낼 수 있다는 것을 보여주었다.

문헌검색의 방법

외래에서 원발성 고알도스테론증(primary hyperaldosteronism)으로 진단받은 환자를 알도스테론 길항제(aldosterone antagonist)로 치료하려고 한다. 문제는 spironolactone 투여를 시작할지 아니면 eplerenone 투여를 시작할지이다. Spironolactone은 비용이 저렴하지만 여성형유방증(gynecomastia)을 유발할 수 있다. 환자의 고혈압을 더 효과적으로 조절할 수 있는 약물은 무엇일까?

문헌검색 방법에는 여러 가지가 있다. "Spironolactone versus eplerenone for primary hyperaldosteronism"이라는 문구를 활용하여 구글 웹 검색을 하면 약 28,700개의 결과가 나오지만, (다행스럽게도) 가장 관련성이 높은 무작위 임상시험 세 건이 첫 번째 웹페이지에 나타난다. 한 임상시험[5]에서는 spironolactone이 혈압을 좀 더 잘 조절하는 것으로 나타났고, 다른 두 임상시험[6, 7]에서는 두 약물이 동등하게 효과가 있다는 결론을 내렸다. 웹 검색에서의 문제는 거대한 분모(denominator)다. 27,800건 중 3건은 매우 특이성이 낮은 검색 결과다. 수없이 많은 무관한 기사, 웹페이지, 뉴스 보도 등의 바다 속에서 소수의 중요한 연구들을 쉽게 놓칠 수 있다. 특히, 그 연구가 첫 페이지나 그 다음 페이지에 표시되지 않는 경우 더욱 그렇다. 그럼에도 불구하고 집중적인 웹 검색은 좋은 출발점이 될 수 있다. "다수의 임상 시나리오에서 구글 및 기타 검색엔진은 충분히 좋은 답변을 신속하게 제공할 수 있다"[8]고 Mohammad Al-Ubaydli는 말한다.

특정 임상적 질문의 해답을 찾기 위한 문헌검색의 더 좋은 선택지는 PubMed MeSH (Medical Subject Heading) 검색이다. PubMed는 미국 국립의학도서관의 서비스로 의학, 간호, 치과, 수의학, 건강관리 및 전임상 과학 학술지 논문의 인용정보 및 초록이 색인된 MEDLINE 데이터베이스에 대한 무료 온라인 접속을 제공한다. 또한, 많은 논문의 전문(full text) 링크도 제공한다. MeSH검색 기능은 22,000개 이상의 표제어를 조합하여 검색 초점을 좁히고 불필요한 자료를 걸러낼 수 있다. MeSH 표제어(subject heading)는 'Hypertension', 'Kidney', 'Brain Edema', 'Radioactive Waste' 등 생의학 문헌에서 볼 수 있는 개념들이다. 'Adverse effects', 'diagnosis', 'metabolism', 'therapy'와 같은 MeSH 부제(subheadings)를 MeSH 표제어에 조합하여 개념의 특정 측면을 설명하는 검색범위로 초점을 좀 더 좁혀나갈 수 있다. 보조 개념(supplementary concepts)은 주로 약물이나 특정 물질, 프로토콜 및 희귀질환 용어다. 검색 표제어와 부제를 선택한 후 불리안 연산자(Boolean operators) 'AND' 'OR' 'NOT'을 사용하여 검색을 구체화할 수 있다. AND 연산자는 두 검색어를 모두 포함하는 참고문헌을 선택하고, OR 연산자는 두 검색어 중 하나를 포함하는 참고문헌을 선택하며, NOT 연산자는 첫 번째 용어는 포함하지만 두 번째 용어는 포함하지 않는 참고문헌을 선택한다.[9] 일반적으로 불리안 연산자 AND는 검색의 초점을 맞추기 위해 여러 MeSH 표제어가 조합된 특정 임상 질문에 답하는 데 가장 유용하다. AND 연산자를 활용하여 아래와 같

이 PubMed MeSH검색(그림 9.1)을 하면,

> 'Hyperaldosteronism/drug therapy' [MeSH] AND 'Spironolactone/therapeutic use' [MeSH] AND 'eplerenone' [Supplementary Concept]

구글 검색에서와 동일하게 3개의 무작위 임상시험을 찾을 수 있지만, 표출된 26개 논문 중에서만 확인하면 되기 때문에 문헌검색 관리가 훨씬 용이하다. 불리안 연산자 OR를 사용하여 동일한 검색(그림 9.1의 원 세 개가 모두 채워진다)을 하면 4,646개나 되는 논문이 도출된다(튜토리얼 및 웨비나를 포함한 MeSH 데이터베이스 사용에 대한 자세한 정보는 https://www.nlm.nih.gov/mesh/meshhome.html를 활용한다).

중요한 연구를 찾아내기 위해서는 어떤 검색 방법으로 활용하더라도 검색어를 최대한 집중적이고 구체적으로 설정하는 동시에 관련성이

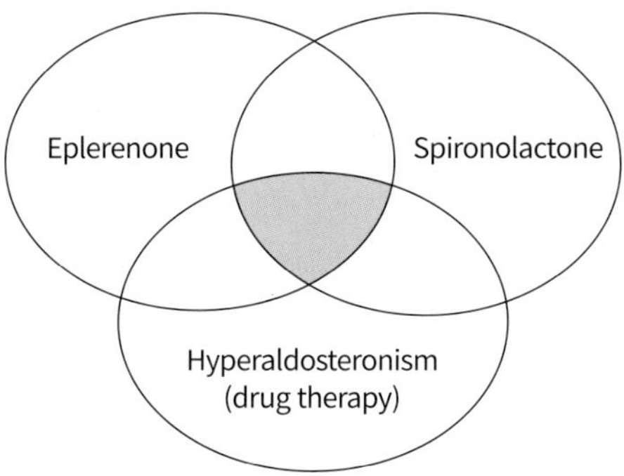

그림 9.1 불리안 연산자 'AND'를 활용한 PubMed MeSH 검색

적은 논문 수를 최소화하는 것이 필요하다. 어쨌든, 위의 환자에게는 우선 eplerenone보다 저렴하고(월 $14.40 vs. $87.90) 효과는 비슷한 spironolactone 투여를 시작하고, 여성형유방증이 발생하는 경우에 eplerenone으로 전환할 수 있다. 여러분은 회진하면서 이 의사결정으로 인해 연간 882달러를 절약할 수 있게 되었다고 말할 수도 있다(10장 참조).

회진 시의 문헌검토

의학에서는 아는 것이 힘이다. 환자에 대해 설명할 때 관련 진료지침, 임상시험 또는 증례군 연구를 인용하는 것은 구두 증례발표의 표준이다. 특히 지금은 문헌검색이 매우 용이해졌기 때문에 검색이 습관화되어야 한다. 30년 전 필자가 학생이었을 당시 문헌검색의 유일한 방법은 의학도서관에 가서 "Index Medicus"라는 거대하고 두꺼운 책을 훑어보고, 책 더미를 헤집고 다니면서 논문을 찾아 복사하는 것뿐이었다. Korean Journal of Parasitology나 the Southern African Journal of HIV Medicine 등 중요도가 부차적인 학술지(역자 주 - 원서에는 secondary journals라 표기)의 논문은 사서에게 요청서를 작성하여 제출하고 1-2주 정도는 기다려야 겨우 흐릿한 팩스 복사본을 받아볼 수 있었다. 그런데, 지금은 놀랍게도 스마트폰으로 전 세계 문헌을 즉시 활용할 수 있다. 필자는 몇 주 전 진료 시에 만성 설사를 앓는 중년 남성의 감별진단과 관련하여 콜라겐성 대장염(collagenous colitis)에 대해 언급했다. 병실로 들어가려고 하다 돌아보니 학생과 인턴이 이미 휴대폰을 꺼내 콜라겐성 대장염에 대해 찾아보는 모습이 눈에 들어왔다.

여러분의 임무는 관련된 근거를 확보하여 회진 시에 논의하고 이를 활용함으로써 환자 치료를 최적화하는 것이다. 문헌검색에 실패하거나 발견사항을 논의하지 않는다면, 환자에게 조력을 제공할 기회를 놓칠 수 있다. 학생들은 팀이 너무 바쁘거나 자신의 구두발표가 너무 길어서 문헌검색 결과에 대해 토론할 수 없다고 생각한다. 해결책은 구조적인 것이다. **문헌검색을 당신의 진단평가 과정의 필수요소로 편입하라.** 다음은 원발성 고알도스테론 환자 관련 예시이다.

> 환자는 고혈압 때문에 알도스테론 길항제를 복용해야 합니다. 문헌검색 결과 세 편의 무작위 임상시험을 찾았는데, 한 연구에서는 spironolactone이 고혈압에 더 효과적이었고 다른 두 연구에서는 두 약물의 효과가 동등했습니다. Spironolactone의 약제비는 월 $14.40이고 eplerenone은 월 $87.90입니다. Spironolactone을 50 mg 용량으로 매일 투여하고 혈압 조절 상태에 따라 용량을 상향 조정해야 할 것 같습니다. 여성형유방증이 발생하는 경우 eplerenone으로 처방을 변경할 수 있습니다.

일단 이런 방식으로 환자에 대해 발표하기 시작하면, 모든 증례 발표의 일부로 문헌검색을 포함시키지 않을 수 없을 것이다. 최상의 근거 탐색은 습관이 될 수 있다. 학습, 수월성, 환자에 대한 탁월한 치료 제공을 추구하는 학생에게 이는 아주 훌륭한 습관이다.

참고문헌

1. Katzenstein AL. Diagnostic features and differential diagnosis of Churg-Strauss syndrome in the lung. A review. Am J Clin Pathol. 2000;114(5):767-72.

2. Zidan J, Haim N, Beny A, Stein M, Gez E, Kuten A. Octreotide in the treatment of severe chemotherapy-induced diarrhea. Ann Oncol. 2001;12(2):227-9.

3. Fabozzi SJ, Schellhammer PF, el-Mahdi AM. Pulmonary metastases from prostate cancer. Cancer. 1995;75(11):2706-9.

4. Packer CD. The MEDLINE search as a diagnostic maneuver. Arch Intern Med. 2005;165(6):703-4.

5. Parthasarathy HK, Ménard J, White WB, Young WF Jr, Williams GH, Williams B, et al. A double-blind, randomized study comparing the antihypertensive effect of eplerenone and spironolactone in patients with hypertension and evidence of primary aldosteronism. J Hypertens. 2011;29(5):980-90.

6. Karagiannis A, Tziomalos K, Papageorgiou A, Kakafika AI, Pagourelias ED, Anagnostis P, et al. Spironolactone versus eplerenone for the treatment of idiopathic hyperaldosteronism. Expert Opin Pharmacother. 2008;9(4):509-15.

7. Karashima S, Yoneda T, Kometani M, Ohe M, Mori S, Sawamura T, et al. Comparison of eplerenone and spironolactone for the treatment of primary aldosteronism. Hypertens Res. 2016;39(3):133-7.

8. Al-Ubaydli M. Using search engines to find online medical information. PLoS Med. 2005;2(9):e228.

9. Ebbert JO, Dupras DM, Erwin PJ. Searching the medical literature using PubMed: a tutorial. Mayo Clin Proc. 2003;78(1):87-91.

제10장

구두발표의 가치확장

고가치 의료(High-Value Care)의 중요성

고가치 의료 및 비용효과적인 의료의 중요성을 이해하려면 미국 의료시스템을 살펴보라. 미국은 세계 최고의 의료를 제공한다는 자부심을 갖고 있지만, 의료비가 급격히 증가함에 따라 많은 미국인들이 재정적 어려움을 겪고 있다. 전반적인 의료의 질은 증가하는 의료비용만큼 향상되지 못했으며,[1] 영아 사망률(infant mortality)이나 기대수명(life expectancy)과 같은 중요한 의료의 질 측정 지표 또한 의료지출이 계속 증가함에도 불구하고 개선되지 않았다.[2] 그림 10.1은 2013년 세계 각국의 1인당 의료비 지출과 기대수명을 나타낸 것이다. 특이한 점은 미국이 다른 어떤 선진국보다도 1인당 의료비 지출이 훨씬 많지만 기대수명은 대다수의 국가들보다 뒤처진다는 것이다. 미국 의료 시스템에는 확실히 심각한 낭비와 과잉치료가 존재하며, 관련된 불필요한 지출이 연간 7,500억 달러에 달하는 것으로 추정된다.[3] 이런 무절제한 지출을 억제하려면 먼저 이 같은 현상이 발생하는 이유를 이해하고 문화를 바꿀 수 있는 가치와 행동을 정의해야 한다.

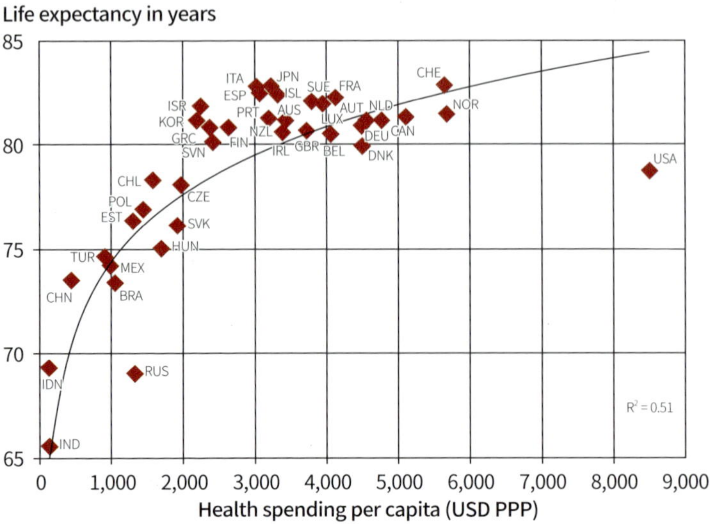

그림 10.1 기대수명과 1인당 의료비 지출 비교(2013). (OECD Health Statistics 2013의 허가하에 전재; 비OECD 국가의 경우 세계은행)

과다 의료이용(Overuse)의 10가지 이유

1. **교육방식**: 학생과 레지던트는 교육받은 대로 진료에 임한다.[4] 과잉검사 및 과잉치료를 피하도록 교육받지 못하면 향후의 진료행태는 바뀌지 않을 가능성이 높다.
2. **불투명한 의료수가**: 의사들의 검사, 시술, 입원 비용 추산이 큰 폭으로 차이가 나는 경우가 많다.[5]
3. **개인적 위험회피**: 의사들은 의료과실(malpractice)의 소송 위험으로부터 스스로를 보호해야 한다는 생각('무엇인가를 놓치는 것에 대한 공포') 때문에 불필요한 검사를 자주 처방한다.
4. **선제적 처방**: 이는 소위 산탄총식 접근(shotgun approach)으로

검사 결과가 환자관리에 어떤 변화를 가져올지에 대해 거의 생각하지 않고 처음부터 긴 검사 목록을 처방하는 방식이다.[6]

5. **보여주기식 배려**: 이는 특히 수련 중인 의사가 단지 광범위한 감별진단을 검토하고 있음을 보여주기 위해 희귀하거나 임상적으로 가능성이 낮은 질환에 대한 고가의 검사를 지시하는 경우에 해당한다.
6. **병원근시(hospital myopia)**: 외부 병원의 검사실 및 영상검사 결과를 무시하고 진료 담당의의 소속 병원에서 모든 검사를 다시 받도록 하는 관행. 의사들은 너무 바빠서 외부 병원에 검사 결과를 요청할 시간을 내기 어렵다는 이유로 재검사를 합리화하거나 '일관성 유지를 위해' 모든 검사를 현재 진료 중인 병원 검사실에서 해야 한다고 주장할지도 모른다.
7. **중복처방**: 다른 의료진이 이미 처방한 검사의 중복처방. 이런 일은 새 처방을 입력하기 전 몇 분만 진료기록을 검토해도 예방할 수 있다. 종종 협진이 이 문제의 주범이 되곤 한다.
8. **관성**: 환자의 상태가 안정되어 퇴원 또는 이송 대기 중인 경우에도 매일 계속되는 검사실 검사 및 X선 검사 처방.
9. **환자의 요구**: 환자가 허리 통증에 대한 자기공명영상검사 또는 기침감기가 있을 때의 흉부 X선 검사 등 특정 검사를 요청할 때 의사들 중 일부는 거절을 어려워할 수 있다. 이 문제는 인터넷에 의료 정보가 증가하면서 부적절한 검사 요구에 대한 선택지가 확장됨에 따라 더욱 해결이 어려워졌다.
10. **검사 처방에 대한 실습생의 피드백 부족**: 전혈구검사건 PET 스캔 검사이건 간에 실습생들은 어떤 검사를 처방하기 전에 그 결과가 환자관리 계획에 어떤 변화를 가져올지를 자문해 보도록 교육받아야 한다. 예상되는 변화가 없다면, 해당 검사를 처방해서는 안 된다. 교육에 임하는 지도 전문의들은 검사 처방에 대해 간단하면서

도 중요한 이 규칙을 강조해야 한다.

고가치 의료 문화로의 전환

무절제한 의료비 지출 문화를 바꾸기 위해 미국의 여러 주요 의료전문가 그룹과 의학교육자들은 고가치 의료의 개념을 교육하고 홍보하는 프로그램을 개발했다. 고가치 의료란 **치료 결과의 개선, 환자 관리에 있어서의 변화, 환자의 목표 달성** 등 이점(benefit)이 **환자에게 미치는 위해, 환자 개인이 부담해야 하는 비용, 시스템 전체의 비용** 등 위험(risk)보다 더 큰 경우를 말한다. 고가치 의료의 본질적 목표는 불필요한 의료비와 피해를 줄이면서 환자의 치료 결과는 향상시키는 것이다. 현재까지 가장 잘 구축된 고가치 의료프로그램으로 잘 알려진 것은, 미국 내과학회(American College of Physicians)의 'Choosing Wisely' 캠페인이다.[7] Choosing Wisely 목록('의료서비스 공급자와 환자가 질문해야 할 사항')은 의사와 환자가 고가치 의료 원칙에 따라 의사결정을 내리는 데 도움이 될 수 있도록, 다양한 전문분야에 걸쳐 구체적인 근거 기반 권고를 제공한다. 예를 들자면

1. 무증상이고 관상동맥 심질환 위험이 낮은 사람은 선별진단 목적의 운동 부하 심전도(exercise electrocardiogram) 검사를 받지 마세요.
2. 비특이적 요통(non-specific low back pain) 환자는 영상검사를 받지 마세요.
3. 단순 실신으로 신경학적 검진상 정상 소견으로 판명된 경우, 뇌영상검사(컴퓨터단층촬영 또는 자기공명영상)를 받지 마세요.

4. 정맥 혈전색전증의 검사전 확률(pretest probability)이 낮은 환자는 초기 진단검사로 민감도가 높은 D-이합체 검사를 받아야 하며, 이 시점에 영상검사는 필요하지 않습니다.[7]

장기적으로 의료비 지출을 통제하고 의료의 질을 개선하려면 학생들이 고가치 의료 원칙을 실천하도록 교육하는 것이 필수적이다. 학생은 아직 검사 및 지출 습관이 형성되지 않은 융통성 있고 수용적인 청중이다. 모든 미국 의과대학에 강력한 고가치 의료 커리큘럼을 도입하면 장기적으로 상당한 의료비 절감 및 의료의 질 향상으로 이어질 수 있다.

학생의 증례발표 시 비용 문제에 대해 논의하는 것이 처음에는 꺼림직할 수 있으나, 이 같은 시도를 통해 낭비적인 진료관행 파악 및 실질적 해결책의 제시가 이루어질 수 있다는 근거가 있다.[8] 구두 증례발표에 고가치 의료를 포함시키는 간단하고 반복적인 방법이 학생의 자신감을 증진시키고, 회진 시나 진료실에서의 가치에 대한 토론을 정상화하는 데 보탬이 될 수 있다.

SOAP-V: 구두발표에 가치를 더하는 방법

SOAP-V (Subjective-Objective-Assessment-Plan-Value)는 학생들이 자신들의 구두발표와 서면기록에 가치라는 논의를 추가하는 데에 사용할 수 있는 새로운 도구다.[9, 10] SOAP-V는 기존의 SOAP 진료기록 형식에 가치를 뜻하는 V를 추가한 것이다. 이 도구는 학생들에게 세 가지 질문을 고려하여 진단평가에 임하도록 유도하며 이를 통해 제안된

검사 및 치료계획을 정당화한다.

1. **가치의 근거**(Evidence of value). 검사를 처방하기 전에 당신과 당신의 팀은 검사 결과로 인해 환자관리 계획이 변경될 수 있는지 여부를 검토했는가? 치료를 처방하기 전에 해당 치료를 할 때와 하지 않을 때, 혹은 대안적 치료를 할 때를 비교하여 그 근거를 검토했는가?
2. **환자가치**(Patients values). 환자의 목표와 가치에 대해 상의했는가? 환자는 다른 방법과 비교하여 해당 검사나 치료의 잠재적 위해를 인지하고 있는가?
3. **상대비용**(Relative cost). 검사/치료의 대략적인 비용은 어느 정도인가? 비슷한 혜택을 더 적은 비용으로 제공할 수 있는 대안이 있는가?

상부 위장관 출혈 발생 후 72시간이 경과한 환자가 활력징후가 안정적이고 추가적인 출혈이 이어진다는 증거도 없다면 전혈구검사를 통해 진료계획이 변경될 가능성은 낮다. 울혈성 심부전이 있는 82세 남성은 선별 대장내시경 검사로 얻을 이익이 없다. 담낭염(cholecystitits) 및 패혈증으로 중환자실에 입원 중인 62세 여성은 담낭절제술(cholecystectomy)보다는 담낭배액술(cholecystostomy)로 더 잘 관리될지도 모른다. 구두발표 시에 이런 상황들을 놓고 **가치의 근거**에 대한 논의를 시작해야 한다. 이런 논의를 위해서는 문헌검색, 임상진료지침 검토, 사전검사 확률 및 베이즈 정리에 대한 이해가 필요할 때도 있지만, 때로는 전체적인 상황에 대한 감각과 약간의 건전한 상식만 있어도 된다.

환자가치 평가는 환자와 함께 앉아 환자에게 제안했던 검사와 절차를 구체적으로 살피면서 환자의 목표와 가치를 이해하려고 노력하는 것을 의미한다. 복통이 있는 여성은 컴퓨터단층촬영의 검사비용에 대해 매우 걱정하고 있으며, 가능하면 검사를 받지 않고 싶어 한다. PET 스캔과 간 조직검사를 위해 입원한 폐암 4기 남성은 호스피스 치료에 대해 이야기할 준비가 되어 있을 수 있다. 일반적으로 이런 대화는 SOAP-V 및 고가치 의료에서 매우 중요한 구성요소다. 대화와 의사결정을 공유하지 않은 고가치 의료는 단지 근거기반 의료회계(evidence-based medicine accounting)에 불과하다.

검사나 치료의 **상대비용**을 추정하려면 더 저렴한 잠재적 대안에 대한 지식은 물론 검사, 시술 및 입원비용을 추산할 수 있는 신뢰할 수 있는 기법이 모두 필요하다. 예를 들어 신결석에 대한 추적영상 촬영 문제를 생각해 보자. 초진 시의 컴퓨터단층촬영 정찰사진(scout film)상 신장결석이 확인되는 경우, 이는 방사선비투과성(radiopaque)이며 KUB(신장, 요관 및 방광) 복부 X선으로도 관찰할 수 있다. 한 연구에서는 63%의 증례에서 반복적인 컴퓨터단층촬영 대신 KUB를 추적검사에 활용할 수 있다고 결론지었다.[11] 의료서비스의 타당한 수가를 제공하는 무료 가이드인 healthcarebluebook.com에 따르면,[12] 복부 X선 수가는 $52이며, 비조영 복부컴퓨터단층촬영의 수가는 $760이다. 또한 복부컴퓨터단층촬영은 KUB보다 훨씬 더 많은 방사선에 노출되며 불필요한 영상검사 및 침습적 시술로 이어질 수 있는 부수적 소견의 발견 가능성이 더 높다. 따라서, 신결석 추적검사에 컴퓨터단층촬영을 적용함으로써 발생하는 즉각적인 비용 및 잠재적 피해는 KUB에 비해 매우 높다. 전 세계적으로 신결석의 발생률과 유병률이 증가하고 있다는 점에서, 적절한 증례에는 KUB추적검사를 활용해 비용절감을 고려해 볼 만하다.

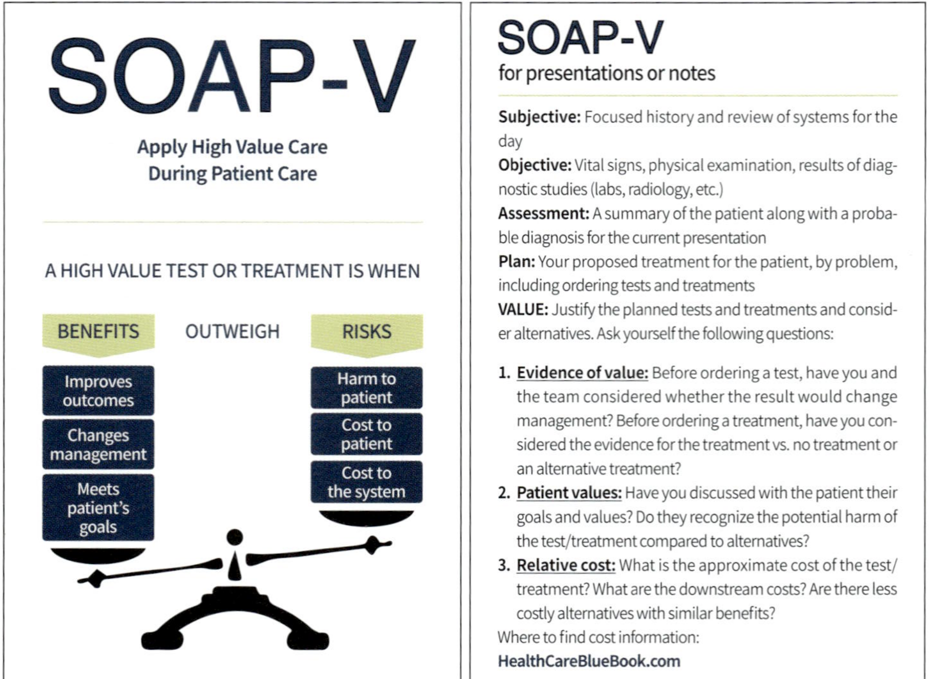

그림 10.2 발표 또는 기록용 SOAP-V[10] (저작권 2017, Elsevier의 허가하에 Moser et al.[10]에서 전재)

많은 미국 의과대학에서 SOAP-V를 채택하고, 학생들에게 SOAP 요소인 가치근거, 환자가치, 상대비용에 관해 검토해야 할 질문과 비용 정보를 얻을 수 있는 healthcarebluebok.com 링크가 포함된 카드(그림 10.2)를 제공하고 있다. 이 유용한 카드를 소지한 학생은 가치에 대해 논의할 준비가 되어 있어야 한다. 그런데, 언제 어떻게 제시해야 하는가?

언제 가치에 대해 논의할 것인가?

고가치 의료는 회진 전후나 이른 아침 또는 심야 등 때를 가리지 않고 검사나 시술을 제안할 때 언제든 논의할 수 있다. 그렇지만 일반적으로는 구두발표 시에 진단평가 및 진료계획에 포함시켜 다루는 것이 가장 좋다. 논의 대상은 모든 신규입원 환자, 특히 병원근시(hospital myopia) 및 중복검사로 인해 저가치 의료(low value care)에 노출된 전원 환자에게 해당된다(3장 참조). 기존 환자의 일상적인 SOAP 발표 시에도 마찬가지다. 비용에 특별한 관심을 갖는 학생이라면 더 많은 검사가 실제로 환자관리에 변화를 줄 수 있는지에 대한 토론에서 시작하여, 검사실 처방의 관성을 지적하고, 환자의 목표와 가치를 논의에 끌어들일 수 있다. 8장에서 설명한 것처럼 감별진단의 맥락에서도 고가치 의료에 대해 논의할 수 있다. 시그마의 법칙(Law of Sigma)에 따라 완전히 새로운 진단을 내리기 전에 환자에게서 이미 확인된 질환의 희귀하거나 특이한 증상을 검토하면 대부분의 경우에 보다 비용효율적인 검사를 진행할 수 있다. 그리고 이에 대해서 감별진단을 검토하는 동안 솔직한 태도로 의견을 교환할 수 있다. 예컨대 안진(nystagmus), 운동실조(ataxia), 기립성 저혈압을 동반하는 발작 장애 환자에게 $969가 드는 뇌 자기공명영상검사를 처방하기 전에 $34의 phenytoin 검사를 제안하는 것이 합리적이며, 이때 구체적인 검사비용도 논의에 포함되어야 한다. 학생들이 인턴이나 레지던트와 함께 입원처방을 작성할 때에도 '보여주기식 배려' 및 '선제적 처방'('샷건' 방식)과 같은 저가치 의료 관행의 위험이 산재하기 때문에, 가치에 대한 논의가 필요하다. 지도전문의와 상담하거나 의논할 때에도 더 저렴한 검사 선택지나 환자의 선호도, 전체적인 상황 주시에 대해서 이야기할 수 있다. 하지만, 가치에 대한 가장 중요한 대화는 병상에서 환자와 나눠야 한다. 환자의 목표와 가치를 이해하는 것은 고가치 의료의 필수요소다.

가치에 대해 어떻게 토론할 것인가?

무엇보다도 학생들은 회진 시에 수가문제를 언급하는 것을 겸연쩍어 하거나 사과할 필요가 없음을 이해해야 한다. 최근에는 모두가 고가치 의료의 중요성을 인지하고 있으며, 가장 훌륭한 지도 전문의와 레지던트들은 이미 이 문제를 대화주제로 다루고 교육하는 중이다. 고가치 의료의 윤리가 간혹 논쟁의 여지가 있는 것은 사실이지만,[13] 가치에 대해 문제를 제기한 학생을 무시하거나 비하하는 사람이 있다면, 전문직으로서 부끄러움을 느껴야 한다. 둘째, 학생들이 모든 발표에서 고가치 의료의 세 가지 구성 요소를 전부 다룰 필요는 없다. 환자의 선호, 검사비용 또는 시술의 의심스러운 유용성에 대한 간단한 언급만으로도 가치에 대한 논의를 시작할 수 있는 경우가 많다. 셋째, 임상진료지침, 무작위 임상시험 및 기타 근거를 인용하여 제안하는 검사나 시술에 대한 스스로의 생각을 뒷받침해야 한다. 만약 헤모글로빈 9.4 g/dL의 결과가 안정적인 환자에게 수혈이 필요하지 않다고 생각한다면 그 이유를 설명할 준비를 해야 한다.[14] 넷째, 고가치 의료는 별도로 다루거나 미뤄서

는 안 된다. 진단평가 및 치료계획에 가치에 대한 논의를 포함시키도록 한다. 다음의 예시들을 검토해 보자:

1. 환자는 59세 여성으로 지난주의 자기공명영상검사에서 좌측 무릎의 반월상 연골 파열 진단을 받았습니다. 검사에서는 중등도의 골관절염도 발견되었습니다. 환자는 걸을 때 중등도의 통증이 있고, 가벼운 부종과 함께 간헐적인 무릎 잠김 증상을 겪고 있습니다. 환자는 본인부담금 비율이 높은(high deductible) 건강보험에 가입되어 있어서 가능하면 수술을 피하고 싶어 합니다. 무릎관절경 검사비용은 $3,000-5,000이고, 전체 물리치료 프로그램에 소요되는 비용은 $1,000-2,000입니다. 경증에서 중등도 수준의 관절염이 동반된 45세 이상 반월판 파열 환자를 대상으로 하는 무작위 대조 임상시험에서는 수술을 받은 환자와 물리치료를 받은 환자의 치료 결과가 6개월 및 12개월 시점에서 유사한 것으로 나타났습니다.[15] 저는 물리치료가 합리적인 치료법이자, 수술을 피하고자 하는 환자의 선호에도 부합하는 선택지라고 생각합니다. 우리는 오늘 환자에게 corticosteroid 무릎 주사를 처방하여 통증과 부종을 줄이고 물리치료를 견딜 수 있도록 도울 것입니다.
2. 이 63세 남성은 3일간의 좌하복부 통증, 발열, 백혈구증가증으로 입원했으며, 컴퓨터단층촬영 검사상 합병증을 동반하지 않은 게실염(uncomplicated diverticulitis)이 확인되었습니다. 최신 임상진료지침에서는 대다수의 합병증 없는 급성 게실염 환자에게는 항생제 없는 지지요법(supportive treatment)만을 권고하고 있습니다.[16] 컴퓨터단층촬영으로 진단된 합병증 없는 급성 게실염 환자 500명을 대상으로 항생제 투여군과 경과관찰군과의 경과를 비교한 무작위 임상시험에서는 두 그룹 간에 회복률, 재입원율, 재발률,

결장절제술(sigmoid resection) 필요 환자 비율, 사망률에서 차이가 없었으며, 경과관찰군에 속한 환자들의 평균 입원기간은 2일로 항생제 투여군의 3일 대비 유의하게 짧았습니다.[17] 이 같은 결과의 기초과학적 근거로는 이제 급성 게실염이 미세천공을 동반한 박테리아 감염이 아닌 염증의 진행과정으로 간주되고 있다는 점을 들 수 있습니다. 비용절감 측면에서 piperacillin-tazobactam 3일분($13.58/1일분 복용량) 및 1일간의 입원($2,143/게실염 1일 입원비용)을 제외하면 항생제 없는 경과관찰 및 완화요법을 통해 약 $2,300 절약이 가능할 것으로 예상됩니다. 불필요한 항생제 투여를 보류함으로써 알레르기 반응, 클로스트리디움 디피실 장염(*Clostridioides difficile colitis*) 및 항생제 내성의 위험도 피할 수 있습니다. 저는 경과관찰을 유지하면서 필요시 경정맥 수액과 진통제를 투여하다가 복통이 호전되면 식사를 허용할 것을 제안합니다.

SOAP-V 임상 활용 증례

환자 발표에 고가치 의료를 통합하기 위한 추가 작업을 위해 34세의 심한 요통이 있는 여성과 심부전이 악화된 65세 남성의 다음 증례를 검토해 보자. SOAP-V 원칙을 적용하여 각 증례에 대한 관리 및 검사 관련 질문에 답하고 진단평가 및 치료계획에서 가치에 대한 논의를 어떻게 구성할지 생각해 보라. 비용 정보는 healthcarebluebook.com를 참고한다. 두 증례에 대한 답변 및 설명은 이 장의 마지막 부분에 있다.

증례 1

34세 여성이 5일 전부터 우측 하지 측면과 발등까지 퍼져나가는 심한 요통을 호소한다. 통증은 간헐적으로 극심해진다. 환자는 만성 질환이 없으며, 허리 수술이나 만성 요통 과거력도 없다. 통증이 시작된 날 전에 무거운 상자를 들어올리기는 했으나, 외상을 입은 기억도 없다. 하지의 위약, 대소변 실금, 발열이나 오한은 없다. 불법약물 정맥주사 이력도 없다. 환자는 통증 때문에 일반의약품 ibuprofen을 복용했으나 별로 호전이 없었다.

신체검진 결과 활력징후는 36.89℃(역자 주 - 원서에는 98.4℉), 76, 14, 122/74이고 환자는 불편해 보이지만 보행상태는 정상이며 족하수(foot drop)는 없다. L4-5 높이에서 경미한 요추 주위 경련 및 요추/가시돌기 압통이 있다. 하지직거상(straight leg raise) 검사는 우측 하지 30°에서 양성 소견이 나타나며, 좌측 하지 검사 시에도 우측 하지로 방사성 통증이 나타나는 형태의 양성 소견이 있다. 근력(motor)은 양측 하지에서 5/5로 대칭적이며, 무릎과 발목 반사는 양측 모두 2+이다. 우측 L5 신경분포상 바늘통각(pinprick)의 저하가 있다.

1. 진단명은 무엇인가?
2. 영상검사가 필요한가? 요천추부 X선 검사를 처방할 것인가? 요추 자기공명영상검사를 처방할 것인가? 이런 검사의 비용은 어느 정도인가?
3. 어떤 초기 치료를 처방하겠는가?
4. 정형외과 지도 전문의에게 협진을 의뢰할 것인가? 아니면 물리치료를 받도록 할 것인가?

5. SOPA-V 원칙에 따른 이 환자의 진단평가와 치료계획을 어떻게 제시할 수 있는가?
(healthcarebluebook.com에서 영상검사 비용을 확인하고 choosingwisely.org에서 급성 요통 권고를 살펴보라.)

증례 2

박출률감소심부전(HErEF, 6개월 전 심장초음파검사상 박출률 35%), 고혈압, 2형당뇨병이 있는 65세 남성이 1주일 전부터 진행성의 운동성 호흡곤란, 삼단베개 기좌호흡(three pillow orthopnea), 발작성 야간 호흡곤란(paroxysmal nocturnal dyspnea), 6.8 kg(역자 주 - 원서에는 15 lbs)의 체중 증가가 동반된 양측 하지 부종 등이 발생하여 응급실에 내원했다. 지난 일주일 사이 furosemide 및 기타 심부전 약물의 복용을 여러 차례 빼먹었고 패스트푸드를 먹기 위해 수회 외출했다. 환자는 흉통을 호소하지 않았으며, 18개월 전의 심부전 진단 당시 부하심장초음파검사에서 심근허혈이나 심근반흔(myocardial scar) 소견은 확인되지 않았다.

신체검진 결과 활력징후 36.67℃(역자 주 - 원서에는 98°F), 96, 24, 156/92. 실내공기 산소포화도 91%, 경정맥압 12 cm, 청진상 양측 폐기저부 수포음(bibasilar rales), 심잡음이나 말발굽 심음이 없는 정상 S1S2 심박, 부드러우며 팽만이나 압통 및 종괴 또는 간비대가 없는 복부소견, 발과 전경골에서 종아리 가운데 부분까지 분포된 1+ 경도의 함요부종 등의 소견이 확인되었다.

환자는 furosemide 40 mg 경정맥 투여 후 1시간 만에 800 cc의

배뇨량을 보이는 동시에 호흡곤란 및 기좌호흡이 현저하게 개선되었다.

1. 응급실에서 어떤 검사를 추가처방할 것인가? "심부전 워크시트(표 10.1)"를 참고하라. 각각의 잠재적 검사에 대한 '유익함'과 '해로움' 섹션을 작성한다.
2. 이 환자를 입원시켜야 하는가? 심부전 입원 시 평균 총비용은 얼마인가?
3. 외래 관리를 선택한 경우 치료 및 경과추적 계획은 어떻게 세울 것인가?
4. SOPA-V 원칙에 따른 이 환자의 진단평가와 치료계획을 어떻게 제시할 수 있는가?

표 10.1 SOAP-V 임상 증례 2의 심부전 워크시트(각 검사 또는 시술에 대해 '유익함' 및 '해로움' 섹션을 작성하고 이 환자에게 어떤 검사를 처방해야 할지 결정한다.)

검사	유익함	해로움	비용(수가)
트로포닌			$75.00
크레아틴포스포키나제(CPK)			$60.00
전혈구			$50.00
전해질			$50.00
B형 나트륨 이뇨펩티드(BNP)			$75.00
심전도			$60.00
흉부 X선			$100.00
경식도심장초음파검사(Transesophageal echo-cardiography)			$1,000.00
운동부하/약물부하심장초음파검사			$2,000.00
심도자검사(Cardiac catheterization)			$8,000.00

SOAP-V 임상 활용 증례의 답안

증례 1

1. 우측 L5 신경근병증을 동반한 급성요통, L5 추간판 탈출증의 가능성. 악성 종양, 척추 감염 또는 심각한 신경학적 소견이 없다면 영상검사의 적응증이 아님.

   비용: 요천추 X선 검사 $77, 요추 자기공명영상 $540

2. 미국응급의학과지도 전문의학회(American College of Emergency Physicians) 임상진료지침:

   중증 또는 진행성의 신경학적 결손이 있거나 심각한 기저 질환(척추 감염, 마미증후군 또는 골전이가 있는 암 등)이 의심되는 경우가 아니라면 응급실에서의 비외상성 요통이 있는 성인에 대한 요추 영상검사를 피한다.

   미국가정의학과학회(American Academy of Family Physicians):

   위험 신호(red flag)가 없는 한 초기 6주 내에는 요통에 대한 영상 검사를 시행하지 않는다. 위험 신호에는 중증 또는 진행성의 신경학적 결손이나 골수염과 같은 심각한 기저질환이 의심되는 경우 등이 포함되지만 이에 국한되지는 않는다. 6주 경과 이전의 요추 영상검사를 통해 치료 결과의 개선이 이루어지지는 않으나, 비용은 증가한다. 요통은 모든 진료 내원 사유 중 다섯 번째로 흔하다.

3, 4. 보존적 치료가 바람직하다. 약물치료 선택지로는 신경병증성 통증 치료를 위한 비스테로이드성소염진통제, 단기간의 코르티코스테로이드, gabapentin이나 amitriptyline 등이 있다. 물리치료도 많은 환자에게 도움이 된다. 위에 나열된 위험신호가 없는 경

우 조기 수술 의뢰는 불필요하다. 6주간의 보존적 치료 이후에도 난치성 통증이 지속되는 경우가 자기공명영상 및 잠재적 수술 의뢰의 적응증이다. 장기적 관점에서 5년 및 10년 추적연구들은 요추추간판탈출증 환자의 보존적 치료와 수술의 결과 차이가 없음을 보여준다.

5. 진단평가: 급성 요통 및 우측 L5 신경근병증이 있는 34세 여성. 외상력이 없고 감염, 암 또는 마미증후군의 가능성이 낮으며 심각한 신경학적 결손이 없다. 영상검사는 불필요하며, 현 시점에서 수술 의뢰 적응증이 아니다. 환자는 보존적 치료계획에 동의했다.

   치료계획: Prednisone 40 mg을 5일간 매일 투여하고, 이후에는 필요시 하루 2회 naproxen 500 mg을 투여. 지속되는 신경병증성 통증이 있으면 gabapentin을 추가 투여하고 필요에 따라 증량한다. 물리치료를 의뢰한다. 4-6주간 경과를 관찰한다.

증례 2

1. "심부전 워크시트(표 10.2)"를 참고한다. 이 표는 검사의 유익함과 해로움이 포함된 강의자용 버전이다.
2. 심부전 치료를 위한 입원비용: $5,590
3. 합병증이 없는 심부전의 외래관리는 일반적으로 응급실에서의 초기 치료 후 고용량 경구 furosemide(또는 다른 루프 이뇨제)를 처음 며칠간 일 2회 투여하고 5-7일 이내에 외래에서 후속조치를 취하는 방식으로 이루어진다. 외래 관리를 어렵게 만드는 요인으로는 환자의 낮은 순응도, 정신질환 및 노숙자와 같은 불안정한 사회적 조건 등이 있다.
4. 진단평가: 박출률감소심부전, 고혈압, 2형당뇨병이 있는 65세 남성

으로 지난 1주일간 식이관리 및 약물복용이 제대로 이루어지지 않아 발생한 것으로 보이는 중등도의 심실용적 과부하 징후와 증상이 있다. 심근허혈의 가능성은 낮으며, 급성 관상동맥 증후군(ACS)의 증거는 없다. 신기능은 안정적이고 전해질 수치는 정상. 부하검사, 심초음파검사 및 심도자검사를 재수행해야 할 적응증은 없다. 환자는 자택으로 퇴원하기를 원하며 진료계획을 더 잘 따라야 할 필요성에 대해 이해한다고 말했다. 응급실에서의 경정맥 furosemide 투여에 대한 환자 반응이 좋았으므로, 퇴원 후 외래 경과 관찰이 합리적이다.

치료계획: furosemide 40 mg 일 2회 경구복용 처방 및 퇴원. 다른 심부전 약물(lisinopril, metoprolol SR)은 이전과 동일하게 지속 투여. 약물 교육 및 치료계획 준수를 위한 가정간호 상담. 5-7일 후 담당의와 함께 경과 확인.

표 10.2 SOAP-V 임상 활용 증례 2에서의 완성된 심부전 워크시트

검사	유익함	해로움	비용(수가)
트로포닌	급성관상동맥증후군(ACS)이 의심되지 않는 이상 이점이 없음	위양성 또는 경계성 결과는 불필요한 검사 및 시술로 이어질 수 있음	$75.00
크레아틴포스포키나제(CPK)	트로포닌과 동일	트로포닌과 동일	$60.00
전혈구	임상적으로 빈혈이나 감염이 의심되는 경우를 제외하고는 이 검사로 환자관리 계획이 변경될 가능성은 낮음	불필요한 지출	$50.00

검사	유익함	해로움	비용(수가)
전해질	이뇨제 투여 시작 전 급성신손상이나 전해질불균형 여부를 배제하는 데 유용		$50.00
B형 나트륨 이뇨펩티드(BNP)	환자관리 계획 변경과 무관	불필요한 지출	$75.00
심전도	새로운 부정맥, 전도장애(conduction disorder), 또는 허혈의 감지에 유용할 수 있음		$60.00
흉부 X선	흉막삼출이나 심낭삼출을 감지하는데 유용할 수 있으며, 결과에 따라 환자관리 계획의 변경 가능	소량의 방사선 노출; 추가 영상검사가 필요할 수 있는 부수적 소견	$100.00
경식도심장초음파검사(Transesophageal echocardiography)	심낭압전, 판막질환 등의 의심소견 부재 시 이점 없음	불필요한 지출	$1,000.00
운동부하/약물부하심장초음파검사	심근허혈 의심소견 부재 시 이점 없음	불필요한 지출	$2,000.00
심도자검사(Cardiac catheterization)	ST분절상승 급성심근경색증(STEMI)이나 급성관상동맥증후군 부재 시 이점 없음	불필요한 지출; 합병증 발생의 위험	$8,000.00

참고문헌

1. Hussey PS, Wertheimer S, Mehrotra A. The association between health care quality and cost: a systematic review. Ann Intern Med. 2013;158(1):27-34.

2. U.S. health spending twice other countries' with worse results [Internet]. REUTERS. Available from: https://www.reuters.com/article/us-healthspending/u-s-health-spending-twice-other-countries-with-worseresults-idUSKCN1GP2YN.

3. Institute of Medicine. The healthcare imperative: lowering costs and improving outcomes. Washington, DC: The National Academies Press; 2010.

4. Chen C, Petterson S, Phillips R, Bazemore A, Mullan F. Spending patterns in region of residency training and subsequent expenditures for care provided by practicing physicians for Medicare beneficiaries. JAMA. 2014;312(22):2385-93.

5. Allan GM, Lexchin J. Physician awareness of diagnostic and nondrug therapeutic costs: a systematic review. Int J Technol Assess Health Care. 2008;24(2):158-65.

6. Mendu ML, McAvay G, Lampert R, Stoehr J, Tinetti ME. Yield of diagnostic tests in evaluating syncopal episodes in older patients. Arch Intern Med. 2009;169(14):1299-305.

7. Choosing Wisely®: A watershed moment in health care [Internet]. Choosing Wisely®. Available from: http://www.choosingwisely.org/societies/american-college-ofphysicians/.

8. Tartaglia KM, Kman N, Ledford C. Medical Student Perceptions of Cost-Conscious Care in an Internal Medicine Clerkship: A Thematic Analysis. J Gen Intern Med. 2015;30(10):1491-6.

9. Moser EM, Huang GC, Packer CD, Glod S, Smith CD, Alguire PC, et al. SOAP-V: Introducing a method to empower medical students to be change agents in bending the cost curve. J Hosp Med. 2016;11(3):217-20.

10. Moser EM, Fazio SB, Packer CD, Glod SA, Smith CD, Alguire PC, et al. SOAP to SOAP-V: A New Paradigm for Teaching Students High Value Care. Am J Med. 2017;130(11):1331-6.e2.

11. Johnston R, Lin A, Du J, Mark S. Comparison of kidney-ureter-bladder abdominal radiography and computed tomography scout films for identi-

fying renal calculi. BJU Int. 2009;104(5):670-3.

12. Healthcare Bluebook. Available from: https://www.healthcarebluebook.com/ui/ consumerfront.

13. DeCamp M, Tilburt JC. Ethics and high-value care. J Med Ethics. 2017;43(5):307-9.

14. Carson JL, Guyatt G, Heddle NM, Grossman BJ, Cohn CS, Fung MK, et al. Clinical Practice Guidelines From the AABB: Red Blood Cell Transfusion Thresholds and Storage. JAMA. 2016;316(19):2025-35.

15. Katz JN, Brophy RH, Chaisson CE, de Chaves L, Cole BJ, Dahm DL, et al. Surgery versus physical therapy for a meniscal tear and osteoarthritis. N Engl J Med. 2013;368(18):1675-84.

16. Carabotti M, Annibale B. Treatment of diverticular disease: an update on latest evidence and clinical implications. Drugs Context. 2018;7:212526.

17. Daniels L, Ünlü Ç, de Korte N, van Dieren S, Stockmann HB, Vrouenraets BC, et al. Randomized clinical trial of observational versus antibiotic treatment for a first episode of CT-proven uncomplicated acute diverticulitis. Br J Surg. 2017;104(1):52-61.

제11장

회진 시의 교육: 말하기, 참여하기, 그리고 불확실성의 수용에 대해 배우기

회진 시의 교육: 학생의 역할

필자는 학생들이 회진 시 이루어지는 교육중 자신의 의견을 말하고 토론에 참여할 때 항상 행복감을 느낀다. 그들은 엄청난 학습의 기회를 활용하고 있는 것이다. 학생들은 아침 회진 한두 시간 동안에 십여 가지 질환의 자연경과, 병태생리, 진단 및 치료에 대한 실제 토론을 듣고, 침대 옆에서 환자가 자신의 증상을 설명하는 것을 듣고, 핵심 신체검진 소견을 살펴보게 된다. 이런 경험은 회진 이외에 다른 어디에서도 할 수 없다! 일반적으로 학생들은 6주간 18-20명의 환자를 입원시키고 회진하며, 100명 이상의 환자에 대해 보고 듣게 된다. 필자의 학생들은 가끔 임상실습 기간 동안 임상실습평가(shelf) 및 면허시험(board exam)에 필요한 수백 개의 객관식 복습 문제를 풀 시간이 부족하다고 불평하기도 한다. 개인적인 의견으로는 매일 아침 교육회진 때 무슨 일이 일어나는지 세심하게 관찰하고, 그날 접한 환자들에 대해 매일 밤 약간의 시간을 들여 읽어보는 것보다 나은 평가 및 면허시험 대비 방법은 없다.

교육 회진(지도 전문의 회진이라고도 부르는)은 교육과 진료를 결합한다. 회진 중 교육 시간의 비중은 진료팀의 업무량(환자 수, 중증도)

과 담당 지도 전문의의 교육에 대한 관심도에 따라 다르다. 교육은 회의실, 병실 앞 복도, 병상 곁에서 이루어진다. 특히 병상 교육은 매우 중요한데, 일부 내용은(특히 신체검진 소견)은 병상에서만 가르칠 수 있기 때문이다. 심지어 현대 '첨단 의료'[1] 시대에도 봉와직염, 대상포진, 파킨슨병, 류마티스 관절염을 비롯하여 기타 신경계, 류마티스, 안과 질환 등 수많은 진단이 여전히 병상에서만 내려질 수 있다.[2] 일부에서는 레지던트의 근무시간 제한, 의무기록 작성지침 강화, 입원기간 단축, 정교해진 진단기술 등 여러 요인으로 인해 병상 교육이 사양 기술(dying art)이라 여긴다.[3] 그러나 필자는 역설적이게도 최신기술이 병상교육의 부활에 도움이 될 것이라 본다. 젊은 입원전담 지도 전문의들이 체액상태, 심기능, 복수유무 등을 평가하고 천자술 등의 시술에 대해 안내하기 위해 병상에서 초음파를 잘 활용하는 모습을 보았다. 10년 후에는 모든 학생이 개인 초음파 기기를 소지할 것이며, 20년 후에는 청진기 대신 초음파가 사용될 것이라 생각한다.

좋은 교육자들은 자신의 노력에 대한 반응을 기대한다. 사실 의학교육에서 가장 중요한 부분은 종종 흥미로운 관찰이나 특이한 신체 소견 이후에 이어지는 소크라테스식 질의응답 대화다. 다음 시나리오에서 지도 전문의는 심부전과 저나트륨혈증의 관계를 설명하기 위해 심부전의 호르몬 반응에 대해 학생과 토론한다. 학생은 지도전문의의 온화한 가이드에 따라 기초과학 지식을 적용해 보고 기민하게 사고한다. 지도 전문의가 교훈(teaching point)으로 토론을 마무리하는 것에 주목하라:

지도 전문의: 급성 심부전 환자에게 저나트륨혈증이 발생한 이유가 뭐라고 생각하지?

학생: 잘 모르겠습니다…

지도 전문의: 그렇다면 이런 방향은 어떨까? 환자의 심박출량이 어땠지?

학생: 당연히 낮은 상태였습니다.

과장: 그러면 혈압은 어떤 상태였지?

학생: 95/60 정도로 대체로 수축기 혈압이 90 정도였습니다.

과장: 좋아. 그럼 환자는 부종과 혈관외 체액과잉(extravascular volume overload)을 보이긴 했지만 순환 혈액량은 어떤 상태라고 봐야 할까?

학생: 제 생각에는… 낮은 상태일 것 같습니다.

지도 전문의: 그러면 낮은 혈관내 혈량(low intravascular volume)과 저혈압에 대한 호르몬 보상작용은 뭐지?

학생: 음, 레닌-안지오텐신-알도스테론 축 활성화로 신장 나트륨 재흡수가 증가되어 체액량이 유지됩니다. 또, 카테콜라민 수치가 높아짐으로써 혈관수축 및 빈맥이 유발되고… 교감신경 활성도가 증가해서 나트륨 재흡수량도 늘어나게 됩니다.

지도 전문의: 훌륭하네. 그럼 심장 압수용체(baroreceptor)가 저혈량 및 저혈압을 감지했을 때 무슨 일이 일어날까? 뇌하수체 후엽 호르몬 말일세.

학생: 바소프레신일까요?

지도 전문의: 바로 그거야. 압수용체가 낮은 혈압을 감지하면 아르기닌 바소프레신 수치가 급증하지. 이게 어떻게 저나트륨혈증을 유발하지?

학생: 바소프레신은 신장에서 물흡수를 증가시켜서 소변을 농축시키고 혈장을 희석시켜 저나트륨혈증을 유발합니다.

지도 전문의: 정확해. 그리고 저나트륨혈증은 심부전에서 사망률을 증

가시키는 지표로 잘 알려져 있지. 나트륨 수치가 낮을수록 예후가 좋지 않다네.[4]

회진 중의 질문도 참여하는 방법 중 하나다. 좋은 교육자들은 학생이 무엇을 생각하고 있는지 알고 싶어 한다. 질문하는 학생들은 열정적이고 사려 깊으며 호기심이 있는 것으로 비춰진다. 반드시 "깊이가 있거나" 심오한 질문일 필요는 없다. 기술이나 환자관리에 대한 간단명료한 질문들도 유용한 토론을 이끌어낼 수 있다.

간을 촉진할 때 손가락을 간의 경계(liver margin)와 평행하게 유지하는 이유는 무엇인가요?

환자에게 hydrochlorothiazide 투여를 시작하기 전에 설파제(sulfa) 약물 알레르기 병력을 검토하는 것이 중요한 이유는 무엇입니까?[5]

요로감염에 대한 경험적 약물선택(empiric coverage)에서 ciprofloxacin가 1차 선택 약물이 되지 못하는 이유를 잘 모르겠습니다.[6]

전 생애에 걸쳐 갑상선종을 앓아온 노인 환자에게 나고 자란 곳을 문진해야 하는 이유가 무엇인지요?[7]

회진 중에 전체적 상황에 대해 언급하면서 논의를 유도하는 것도 좋은 방법이다. 예컨대 중등도 치매를 앓는 74세 남성 환자를 진료 중이라고 가정해 보자. 이 환자는 심부전으로 입원했고 이후에 중증 대동맥협착증이 발견되었다. 팀은 수술 전 진단에 집중하여 경피적 대동맥판삽입(transcatheter aortic valve replacement, TAVR)을 우선 고려할 선택지로 결정했다. 레지던트는 환자의 심부전이 적응증에 해당하므로 TAVR 시술을 서둘러 진행하려 한다. 그러나 환자는 시술 이유를 이해하지 못하고 동의서에 서명을 하지도 않으며 "심장이 괜찮다"라고 말한다.

레지던트: 이제 내일 곧바로 TAVR 시술에 들어갈 수 있을 것 같습니다.

지도 전문의: 환자가 의사결정 능력이 없어서 보호자 동의를 받아야 해. 딸이 아버지의 진료 관련 결정에 대해 위임장을 갖고 있어.

학생: 제가 어젯밤에 보호자분과 이야기해 봤는데, 부친의 판막치환술을 망설이는 것 같았습니다. 부친이 살기를 원하지만, 이유도 모른 채 힘들어지실까 봐 걱정하고 있었습니다. 또 시술비용 때문에 부친의 저축이 바닥나서 치매장기요양비용이 부족해지는 것을 우려하고 있었습니다.

지도 전문의: 더 많은 상담이 필요해 보이는군. 가족상담을 준비하고, 노인의학 지도 전문의와 윤리위원회 담당자도 초청해야 할 것 같아.

학생: 저는 치매환자의 TAVR 결과에 대한 문헌을 더 조사했습니다. 2014년 PARTNER 임상시험에 따르면 인지장애가 1, 6, 12개월 시점에서 불량한 예후(사망 또는 삶의 질 저하)의 위험인자 중 하나였습니다.[8] 이 환자의 중증 치매를 감안하면 TAVR 시술 여부와 무관하게 예후는 좋지 않을 것으로 보입니다.

지도 전문의: 대단히 큰 도움이 되었네. 내일 가족과의 상담 시에 그 내용을 반드시 논의해야겠어.

교육회진은 환자권리 신장에 더할 나위 없는 기회이기도 하다. 환자가 고통스러워하거나, 불안해하거나, 치료계획에 대해 혼란스러워한다면 회진 중에 문제를 제기하고 해결해야 한다. 노숙자 환자라면 충분한 경과추적이 가능한 적절한 퇴원계획이 세워졌는지를 확인해야 한다. 배우자가 사망한 지 3개월밖에 지나지 않아 복잡한 치료계획을 따르기 어려운 환자라면, 더 간단한 치료법을 제안해야 한다. 몇몇 학생들의 생각과는 달리, 이러한 단순한 인간적 개입의 교육적 가치는 상당하다. 의사는 전문가로 살아가면서 매일 통증을 치료하고, 불안을 완화시키며, "외부 환경과의 조화"(Hippocrates의 표현)를 이루기 위해 노력한다. 이것이 바로 의술(art of medicine, *ars longa*)의 본질이자, 의료행위의 핵심이다. 회진 중에 이런 의술을 배우고 논의하는 것은 의학교육에서 가장 보람 있고 감명 깊은 경험이 될 수 있다.

판단력 교육: 의학교육에서의 역설

학생들은 조심하고 실수를 줄이도록, 또한 의료과실이 어떻게 발생하는지 이해하도록 교육받는다. 그리고 자신들이 의사결정을 하기보다는 주로 보고하거나 해석하는 쪽이라는 점에 대해 자주 듣는다. 학생들은 병동에서 경험을 쌓아나가는 중 실제 의료현장의 복잡성이 진단과 치료의 불확실성 및 의견불일치로 이어지는 것을 자주 보게 된다. 지도 전문의와 레지던트가 매일 불확실성과 씨름하는 모습을 보면서, 많은 학생들은 미래의 환자들에게 필요한 확신에 찬 의사결정자(decision-maker)가 되는 길이 아득하다는 생각을 할 것이다.

과거의 내 학생 한 명에게 학부 시절에 판단력과 관련한 어떤 교육

을 받았는지 물어보니 다음과 같은 사려 깊은 답변이 돌아왔다:

> 지난번 로테이션 중 학생들은(특히 회진 중에) 설사 무슨 일이 일어나는지 잘 모르는 상황이라도 안정감 있는 태도와 함께 “그냥 자신있는 척” 하라고 조언받았던 일이 생각납니다. 한편으로 이것이 학생들에게 문제를 고민해 보도록 하는 방법이라 이해했습니다. 그러나, 또 다른 한편으로는 (1) 실제 지식보다 더 많이 아는 것처럼 행동하도록 부추기고, (2) 불확실성을 과소평가하는 의료계에 만연한 문화의 한 부분이라는 생각도 들었습니다. 이 두 가지는 모두 잠재적으로 위험할 수 있다고 생각합니다.

이런 우려에는 충분한 이유가 있다. 우리가 가장 피하고 싶은 상황은 학생들이 근거가 부족하고 비합리적인 결정을 내려 환자를 위험에 빠뜨리는 것이다. 한편 의료현장에서는 판단력(decisiveness)이 요구된다. 필자는 1차 진료 외래에서, 그리고 병동의 전문의로서 매일 수십 가지 결정을 내린다. 모든 의사들이 다 마찬가지다. 머뭇거리던 학생이 합리적이고 자신감을 갖춘 전문의로 성장하려면 어떻게 해야 하는가? 판단력은 단순히 시간, 경험, 책임감의 함수인가? 아니면 교육 가능한 기술이거나 불변하는 성격적 특질인가?

의학교육 문헌에서 판단력은 그 자체로는 거의 언급되지 않는다. 그러나, ‘불확실성에 대한 내성’, ‘모호함에 대한 내성’, ‘인지적 종결욕구(need for cognitive closure, NFCC)’를 조사한 연구는 많다. 이 중 처음 두 가지는 판단력의 전제조건이며, 세 번째는 심각한 장애물이 될 수 있다. 불확실성에 대해 편협하고 인지적 종결욕구가 높은 의사는 스트레스, 번아웃 및 관성적 치료(therapeutic inertia)가 높은 수준으로 나타나는 것으로 밝혀졌다.[9, 10] 모호함에 대한 내성이 높은 학생은 독립적 의사결정이 요구되는 시골 또는 도시의 소외지역에서의 진료를 선택하는 경향이 더 뚜렷하다.[10, 11] 전반적으로 이런 연구들은 모호함 및 불확실성에 대한 내성이 의사들의 과도한 스트레스 없는 의사결정을 위해 발달시키는 특성(또는 대처 메커니즘)임을 시사한다. 인지적 종결욕구가 강한 의사는 의사결정을 더 힘들어하며, 융통성이 부족하고, 스트레스를 더 많이 받을 수 있다.

흥미롭게도 모호함에 대한 내성은 의대 재학 중에 줄어든다.[12] 이는 기초과학의 상대적 확실성에서 경험과 '의술'이 더 큰 영향력을 발휘하는 임상의학의 낯설고 새로운 연금술로 전환 중인 고학년 학생의 상황이 반영된 결과일 수 있다. 의사들의 불확실성에 대한 내성은 학생들보다 더 높은 것으로 나타났는데,[13] 이는 아마도 임상의학 교육에서 불확실성에 대한 (또는 불확실성을 인정하는) 교육이 부족함을 반영하는 것일 수 있다. 아마도 의학에서 공식적인 '판단력' 훈련이 없는 이유일 것이다. 이런 훈련이 대다수의 의학적 결정을 둘러싸고 있는 불확실성의 흐릿한 경계를 노출시킬 수 있기 때문이다.

필자는 공식적으로는 커리큘럼상에서, 비공식적으로는 회진 시나 진료실에서 학생들과 함께 판단력 및 불확실성의 수용에 대해 토론해야 한다고 생각한다. 현재 대부분의 논의는 사전 및 사후검사 확률, 신뢰구간(confidence interval, CI), 최소치료 환자수(number needed to treat, NNT), 베이지안 추론(Bayesian reasoning) 등 통계적인 것에 중점을 두고 있다. 통계는 신뢰도를 높이고 불확실성을 줄이는 데 도움이 될 수 있으나, 판단력에는 낮은 p-value나 높은 사후검사 확률 이상이 요구된다. 판단력에는 경험, 용기 그리고 환자에게 위험한 상황을 알아차리는 감각이 필요하다.

회진 중에 인지적 종결과 불확실성 수용에 대한 토론이 꼭 이루어지는 것은 아니기 때문에, 학생은 임상 의사결정이 어떻게 이뤄지는지에 대해 수시로 질문해야 한다.

학생: 오늘 Murray 씨를 퇴원시키는 이유가 궁금합니다. 아직 복통 진단이 나오지 않았고, 입원 당시보다 별로 좋아지지도 않았는데 말이죠.

지도 전문의: 음, 지금은 환자의 식이섭취가 어느 정도 개선되서, 수액 투여량을 줄이는 중이네. 정맥주사를 더 유지할 필요는 없다는 말이지. 내 생각엔 자택으로 복귀하셔도 좋을 것 같아.

학생: 그렇지만 우리는 환자의 질환명을 모르지 않습니까?

지도 전문의: 그렇긴 하지. 그런데, 어떤 문제가 **없는지에** 대해서는 알고 있기도 해. 검사실 검사와 컴퓨터단층촬영 영상에서 담낭염, 췌장염, 맹장염, 게실, 장폐색, 신결석증이 없다는 것을 확인했지. 환자에게는 허혈성 장질환 징후가 없고, 복부 대동맥류도 없어서 가장 심각한 복통 원인질환은 다 배제되었다네.

학생: 음, 소화성 궤양이 있을 수 있습니다. 아직 위내시경 검사를 해보지 않았구요.

지도 전문의: 맞는 말이지만, 이미 경험적 요법으로 고용량 양성자 펌프 억제제(proton pump inhibitor, PPI) 투여를 시작했네. 환자에게 소화성 궤양(PUD), 위염이나 식도염이 있다면 몇 주 안에 치료될 거야.

학생: 하지만 궤양이 심해서 출혈이 시작되면 어떻게 하죠? 또는 위암일 수도 있지 않습니까?

지도 전문의: 출혈이 있다면 병원에 다시 오셔야겠지. 그의 컴퓨터단층촬영 영상이 정상이어서 가능성은 낮지만, 위암인 경우에는 PPI 치료가 효과가 없을 거야. 일주일 정도 후에 외래 담당의가 경과관찰 목적으로 환자를 만나게 할 계획이네. 환자에게 필요하다면 언제든지 재입원 조치를 하거나, 외래에서 위내시경 검사를 할 수 있지.

학생: 퇴원 요약지에는 진단명이 어떻게 기재되나요?

지도 전문의: 비특이적 복통(non-specific abdominal pain). 환자는 퇴원할 준비가 됐어. 심각한 문제가 있으면 환자가 먼저 이야기를 할텐데, 그런 게 아니라면 좋아질 거야. 내가 보기에는 큰 문제없이 좋아질 것 같네.

학생: 이해하려고 노력하고 있습니다. 왜 지금 위내시경 검사를 하지 않는거죠? 왜 이런 불확실성을 감내해야 하나요?

지도 전문의: 위내시경 검사는 비용도 비용이지만 위험이 따른다네. 그리고 내 생각엔 지금 이 시점에서 그 검사를 더 한다고 해서 환자 관리계획이 변할 것 같지는 않거든. 환자는 기능성이거나 체성 통증(somatic pain)일 가능성이 높아. 급성 비특이적 복통으로 진단된 환자 186명을 20년 추적관찰한 연구를 보면 70% 이상에서 증상이 없었다고 하지.[14] 전반적으로 볼 때 환자는 오늘 자택으로 가셔도 괜찮을 거야.

이런 종류의 토론은 학생들에게 대단히 유용하다. 이 논의는 대부분의 의학적 결정이 어느 정도 확률적이라는 사실과 함께 의료행위의 일상적인 현실에서 매일, 때로는 매시간 불확실성을 수용해야 한다는 사실을 알려준다. 동시에 완전히 인지적으로 종결되지 않더라도 훌륭하고 합리적인 결정을 내릴 수 있다는 것도 보여준다. 역설적이지만, 판단을 위해서는 절대적인 확실성을 '놓아주어야' 한다. 불확실성을 감내하면서 좋은 결정을 내리는 법을 배우는 것은 저글링을 배우는 것과 매우 비슷하다. 처음에는 굉장히 어렵지만, 모든 요소가 조화롭게 어우러지면서 숨쉬는 것처럼 자연스러워진다.

참고문헌

1. Baumgartner F. Human medicine versus techno-medicine. Tex Heart Inst J. 2009;36(3):268-9.
2. McGee S. A piece of my mind. Bedside teaching rounds reconsidered. JAMA. 2014;311(19):1971-2.
3. Cornia PB. How to teach at the bedside. In: Mookherjee S, Cosgrove EM, editors. Handbook of clinical teaching. Cham: Springer International Publishing; 2016. p. 86.
4. Gheorghiade M, Abraham WT, Albert NM, Gattis Stough W, Greenberg BH, O'Connor CM, et al. Relationship between admission serum sodium concentration and clinical outcomes in patients hospitalized for heart failure: an analysis from the OPTIMIZE-HF registry. Eur Heart J. 2007;28(8):980-8.
5. Phipatanakul W, Adkinson NF Jr. Cross-Reactivity Between Sulfonamides and Loop or Thiazide Diuretics: Is it a Theoretical or Actual Risk? Allergy Clin Immunol Int. 2000;12(1):26-8.
6. Fasugba O, Gardner A, Mitchell BG, Mnatzaganian G. Ciprofloxacin resistance in community- and hospital-acquired Escherichia coli urinary tract infections: a systematic review and meta-analysis of observational studies.

BMC Infect Dis. 2015;15:545.

7. Schiel J, Wepfer A. Distributional aspects of endemic goiter in the United States. Econ Geogr. 1976;52(2):116–26.

8. Arnold SV, Reynolds MR, Lei Y, Magnuson EA, Kirtane AJ, Kodali SK, et al. Predictors of poor outcomes after transcatheter aortic valve replacement: results from the PARTNER (Placement of Aortic Transcatheter Valve) trial: Results from the PARTNER (Placement of Aortic Transcatheter Valve) trial. Circulation. 2014;129(25):2682–90.

9. Iannello P, Mottini A, Tirelli S, Riva S, Antonietti A. Ambiguity and uncertainty tolerance, need for cognition, and their association with stress. A study among Italian practicing physicians. Med Educ Online. 2017;22(1):1270009.

10. Caulfield M, Andolsek K, Grbic D, Roskovensky L. Ambiguity tolerance of students matriculating to U.S. medical schools. Acad Med. 2014;89(11):1526-32.

11. Eley DS, Leung JK, Campbell N, Cloninger CR. Tolerance of ambiguity, perfectionism and resilience are associated with personality profiles of medical students oriented to rural practice. Med Teach. 2017;39(5):512-9.

12. Han PK, Schupack D, Daggett S, Holt CT, Strout TD. Temporal changes in tolerance of uncertainty among medical students: insights from an exploratory study. Med Educ Online. 2015;20:28285.

13. Schor R, Pilpel D, Benbassat J. Tolerance of uncertainty of medical students and practicing physicians. Med Care. 2000;38(3):272-80.

14. Fagerström A, Miettinen P, Valtola J, Juvonen P, Tarvainen R, Ilves I, et al. Long-term outcome of patients with acute non-specific abdominal pain compared to acute appendicitis: prospective symptom audit after two decades. Acta Chir Belg. 2014;114(1):46-51.

제12장

질문공세(On Pimping)에 대하여

질문공세(Pimping)의 정의

지도 전문의가 회진 중에 난해한 질문을 하거나 소크라테스식 말꼬리 잡기 질문을 연속해서 던져 레지던트나 학생을 곤란하게 만드는 것을 '질문공세(pimping)'라 부른다. Pimp는 원래 성매매 알선업자를 뜻하지만, 더 넓은 의미로는 사욕을 채우려고 타인을 착취하는 사람을 지칭한다. 이런 혐오스러운 용어가 어떻게 플라톤이 선호했던 교수법(pedagogic technique) 명칭이 되었는지는 의문으로 남아있다.[1, 2] 이 용어는 유럽에서 유래된 것으로 보이며, 17세기 런던까지 거슬러 올라간다. 19세기에 독일의 의사이자 미생물학자인 Heinrich Koch는 유명한 'Pümpfrage' 또는 '펌프 질문(pump question, 'pimping'이 'pumping'에서 유래되었을 수 있음)'을 교육회진 시에 연속해서 활용했다. 이 관행이 20세기 초 북미로 전해졌고, 존스홉킨스대학에서 Osler가 회진 중 학생들에게 질문하는 것을 본 Flexner가 이를 기록하였다.[3] 필자가 학생이던 1980년대에 질문공세는 일상이었고, 어느 정도는 통과의례로 받아들여졌다. 여전히 학생들이 정기적으로 질문공세에 대해 이야기하는 것을 들으면서, 필자는 학생들에게 질문하기 전에 이것을 질문공세라고 느끼진 않을지 고민한다.

질문공세가 일부 학생들과 레지던트에게 공포감의 원인이 된다는 점에는 의문의 여지가 없다. 1970년대 예일대의 내과 과장이었던 Samuel O. Their는 너무 질문공세를 심하게 한 나머지, 레지던트가 증례발표 전에 불안감으로 기절하는 바람에 실신유발자 샘(Syncope Sam)이라는 별병이 붙었다.[4] 최근 들어서는 공격적인 질문공세는 구시대적 관행이 되었지만, 아직도 병동에서 이런 암흑의 기술(the dark art)을 구사하는 사람들이 있다. Brancati의 풍자 에세이 "질문공세의 기술"[5]에서는 '꼬리에 꼬리를 물고 이어지며 본질적으로는 답변이 불가능한' 5가지 유형의 '골탕먹이기 질문(pimp questions)'을 제시했다. 이런 류의 질문은 학생들을 아주 불쾌하게 만들며 용납되어서는 안 된다.

1. 난해한 역사지식(예: 요추천자를 최초로 시행한 인물은?)
2. 목적론 또는 형이상학(예: 왜 일부 장기는 쌍을 이루고 있는가?)
3. 지나치게 광범위한 질문(예: 불명열의 감별진단은?)
4. 인명 기원 의학용어(예: Traube's semilunar space는 어디에 있는가?)
5. 실험실 연구의 기술적 세부사항(예: 마우스 모델에서 인터루킨-2 유무에 따른 백혈구활성 살해세포의 육종에 대한 공격력은 어떠한가?)[4]

일부 의학교육 전문가들은 질문공세가 학생들을 질문에 답하는 '영웅'과 답하지 못하는 '패배자'로 이분화시킨다는 점에서 문제가 크다고 주장한다. 이는 '패배자'들이 자존감에 큰 상처를 입을 수 있으며, 이 상황이 협력관계, 연대의식, 상호지지를 강조하는 현대의 의학교육 방향성에 어울리지 않는다는 우려이다. 이 문제의 기저에는 환자와 동료가 있는 실제 상황에서 학생의 지식과 문제해결 능력을 실시간으로 테

스트하고 입증하는 것 자체가 근본적으로 불공정하고 합리적이지 않다는 가정이 깔려 있다.

이에 대한 반론으로 근성(backbone)이 있는 사람이라면 어느 정도 선의의 질문공세는 견뎌낼 수 있으며, 이는 지도 전문의와 나머지 팀 구성원들에게 흥미와 여흥을 제공할 수 있다는 주장도 있을 수 있다. 더 중요한 것은 의사들은 기민하고, 박식하며, 과단성이 있어야 한다는 점이다. 의사는 신속하게 사고할 수 있어야 한다. 환자들은 예비심문(preliminary hearing)과 휴가기간을 거친 후가 아니라 지금 당장 치료받아야 한다. 적당한 질문공세를 받은 학생(질문공세 찬성론자들의 주장)은 실시간으로 문제해결에 임하도록 자극받고, 답변에 확신을 갖게 되며, 개인의 장단점을 반추하게 된다. 그러나 실제로 많은 학생들은 공격적인 질문공세에 대해 자기성찰이 아닌 불안과 좌절과 분노를 느낀다. 또한 '학습자를 망신주고 모욕하려는 의도가 있는 질문'[5]은 의학교육에서의 심각한 문제인 학대(mistreatment)로 비칠 수 있다.

"Socrates Was Not a Pimp"

Kost와 Chen의 논문 "Socrates Was Not a Pimp: 의학교육에서의 질문 패러다임 변화"[6]는 보다 계몽적인 관점을 제시한다. 저자들은 실제 상황에서 학생의 의학지식을 입증하는 것의 유용성은 인정하지만, 질문공세는 해롭고 전문가답지 못한 행위라고 주장한다. 그리고 회진 중의 교육과 평가를 위해서 사용할 대안적 질문기법을 제안한다. 구체적으로는 (1) 학습자에게 제기하는 각 질문의 목적을 검토하고, (2) 비판적 사고 능력을 함양하는 소크라테스식 교수법의 역사적, 현대적 해

석을 적용하며, (3) 성인학습이론을 고려하여 질문 관행을 개선해야 한다는 것이다.[6]

성인학습이론과 소크라테스식 교수법의 역사적 해석을 활용하는 것은 많은 지도 전문의에게는 부담스러운 요구일 수도 있다. 그러나, 질문의 목적을 검토하는 것은 모든 의학 교육자들에게 합리적이고 달성 가능한 목표다. 환자를 보고 진찰한 학생에게 그 환자의 진단과 관리에 대해 직접적으로 묻는 것은 공정한 질문으로 간주되어야 한다. 예컨대 "이 환자의 대상포진 후 신경통을 어떻게 관리할 것인가?"와 같은 질문이 회진 중에 팀원들 앞에서 이뤄졌다면 이는 일종의 질문공세일 수 있지만, 환자 치료와 학생 교육을 위해서 반드시 해야 하는 일의 일부이기도 하다. 다른 예로 위암이 의심되는 환자를 진찰한 학생에게 증식성 위벽염(linitis plastica)이나 Virchow 림프절에 대해 묻는 것은 전적으로 적절하다. 그러나 동측성 반맹증(homonymous hemianopsia)의 감별진단이나 B형 젖산증(type B lactic acidosis)의 공동병인에 대해 질문하는 것은 부당하다.

선의의 질문공세(benign pimping)와 악의적 질문공세(malignant pimping)의 차이를 고려해 봐야 한다. 선의의 질문공세에서는 질문이 합리적이고 학생의 수준에 맞으며, 해당 환자와 직접적인 관련이 있다. 지도 전문의는 몇 가지 쉬운 질문으로 워밍업을 하며, 어려운 질문에는 힌트를 준다. 반면, 악의적 질문공세는 가장 어려운 질문으로부터 시작해 침묵과 업신여김으로 끝난다. 선의의 질문공세는 교육이 목적이지만, 악의적 질문공세는 지배와 권력 유지를 위한 것이다. 다음 두 사례를 살펴보자. 진행성 만성 신질환 환자를 진료한 학생이 아침 회진에 참여해서 나눈 토론의 시나리오이다.

(첫 번째 시나리오)

지도 전문의: 제5기 만성 신부전 상태인 63세 여성이 호흡곤란, 피로, 체력저하로 입원했다네. 이 시점에서 투석치료를 시작해야 할까? James, 자네 의견은 어떤가?

학생: 확실하진 않습니다만, 중등도의 운동성 호흡곤란과 1+ 강도의 전경골 부종이 보임에도 폐는 청진상 정상이고 경정맥압도 정상입니다. 지난달 대비 체중변화가 없고, 실내공기 중 산소포화도도 양호합니다. 현재로서는 심각한 체액과다 상태는 아닌 것으로 보입니다.

지도 전문의: 환자의 체액 상태를 잘 평가했어. 동의하네. 투석의 다른 적응증은 있나? 오늘 검사실 검사 결과는 어떠한가?

학생: 칼륨이 5.2로 약간 높은 편입니다. 조절을 위해 furosemide 40 mg을 매일 복용 중입니다. 혈중의 BUN과 크레아티닌은 각각 54, 5.3입니다. 칼슘은 정상수치지만 인은 4.9로 높습니다.

지도 전문의: 대사성 산증이 있는가?

학생: 이산화탄소 분압은 22로 안정적입니다. 환자는 최근 몇 달간 탄산수소나트륨을 복용해 왔습니다.

지도 전문의: 그렇다면 검사실 검사 결과는 투석의 즉각적인 적응증 없이 비교적 안정적인 상태로 보이는군. 다른 증상은 어떤가?

학생: 잘 모르겠습니다… 약간 애매한 것 같습니다.

지도 전문의: 환자는 쇠약감을 호소하고 최근에 식욕도 떨어졌다고 하더군. 간혹 구역질과 하지 경련도 있고, 근래에 직장에서 집중이 잘 안 되는 문제도 있었다고 하던데.

학생: 무슨 말씀이신지 알겠습니다. 요독증 증상일 가능성이 있겠군요.

지도 전문의: 나는 그리 생각하네. 그리고 요독증 증상은 심한 고칼륨혈증이나 산증 없어도 투석 적응증이 될 수 있지.

(두 번째 시나리오)

지도 전문의: 제5기 만성 신부전 상태인 63세 여성이 호흡곤란, 피로, 체력저하로 입원했어. James, 투석의 적응증은 뭐지?

학생: 음… 체액과다입니까?

지도 전문의: 맞아. 적응증 중 하나지. 환자에게 체액과다가 있는가?

학생: 아뇨, 그렇지는 않은 것 같습니다.

지도 전문의: 그 외에는? 투석 적응증은 다섯 가지야. 자네는 하나만 답했네.

학생: (당황하며) 잠시만요…

지도 전문의: 무엇이 환자에게 치명적이지?

학생: 음… 부정맥인가요? 심근경색?

지도 전문의: 체액과다, 고칼륨혈증, 산증, 요독증, 심낭염이네. 이것들을 알아야 해. 환자에 대해 공부를 안 해왔나?

첫 번째 시나리오에서 지도 전문의는 일련의 질문과 답변을 통해 투석 적응증과 해당 환자에의 적용 여부에 대한 더 나은 이해를 도모한다. 질문은 광범위하면서도 유연하며 학생의 반응에 기반하고 있으며 분위기는 친화적이다. 두 번째 지도 전문의는 투석의 다섯 가지 적응증에 집착하며, 학생이 이를 즉시 기억하지 못하자 비난하듯 반응했다. 이는 학생에 대한 학대일 뿐 아니라, 학습 기회를 잃게 만드는 것이다.

질문공세의 표현형

학생들은 아마 지도 전문의들의 질문공세 패턴을 예측할 수 있는 어떤 특성 내지는 특징이 있는지 궁금해할 것이다. 이 주제에 대해서 최근까지는 짐작 외에는 할 수 있는 것이 없었지만, 존스홉킨스의 연구진이 내과 교수들의 질문 스타일과 질문공세에 대한 태도를 조사한 연구를 발표했다.[7] 응답 결과를 바탕으로 연구진은 수치화된 '질문공세 점수'를 개발하고, 상위 25% 점수대의 지도 전문의를 'pimper', 나머지를 'non-pimper' 표현형으로 구분했다. 젊고, 남성이며, 전문의이고, 큰 종합병원에 근무하며, 삶의 질 지표가 낮은 교수일수록 질문공세 점수가 높을 가능성이 컸다. 흥미롭게도 45%의 교수가 질문공세의 가치를 옹호하는 태도를 보였으나, 자신의 교육현장에서 질문공세가 효과적이었다고 답한 교수는 20%에 그쳤다. Pimper 교수들은 "학생이나 레지던트에 대한 질문공세가 임상 회진에서 효과적인 교육 전략"이라는 점에 동의했고, "선배 교수들의 질문공세가 수련과정에서의 학습에 도움이 되었다"고 말했다. 질문공세의 교육적 가치에 대해 공개적으로 긍정적 견해를 피력한 교수들은 질문공세 점수상 pimper로 분류될 확률이 7배 더 높았다. 이 연구의 놀라운 발견은 가장 광적인 pimper들이 젊은 교수들이었다는 점이다. 이는 질문공세가 공룡시대(the age of dinosaurs)에 공부한 의사들이나 답습하는 잔재라는 통념과는 배치된다. 공격적 질문공세는 이런 젊고 삶이 별로 만족스럽지 않은 지도 전문의의 불안정한 상태에서 비롯되었을 수 있다.

Pimper에 대한 질문공세: 역질문공세의 기술

몇몇 용감하고 짓궂은 학생들은 상황을 눈치채지 못한 지도 전문의를 대상으로 역질문공세(Brancati가 "공포의 '역질문공세'"라고 묘사한)[8]를 펴기도 한다. 때로 역질문공세는 질문을 지도 전문의에게 되돌리거나, 관련된 더 어려운 질문으로 반응하는 것만으로도 가능하다. 가끔 학생들은 완벽한 역질문공세를 시도해서 질문자 역할을 하며 스트레스와 불안을 지도 전문의에게 전가하기도 한다. 다음은 온화하지만 노련한 병동 지도 전문의인 Osler 박사와 그의 약삭빠른 학생의 대화다:

Osler 박사: 이 환자의 분당 호흡수가 36회인 이유가 뭘까?

학생: 음… 우리가 환자의 소변에서 무엇인가를 발견했습니다.

Osler 박사: 환자의 소변에서 빈호흡을 유발하는 무엇인가를 찾았다는 건가?

학생: 네, 사실입니다. 무엇인지 전혀 상상이 안 가실 겁니다.

Osler 박사: 그렇군. 한번 볼까? 요로성패혈증(urosepsis)인가?

학생: 아뇨. 요로감염의 증거는 없습니다.

Osler 박사: 흠… 심부전에 의한 고농도 요중 카테콜아민이나 갈색세포종(pheochromocytoma) 관련 고혈압성 위기(hypertensive crisis)인가? … 아니면 폐유암종(pulmonary carcinoid)으로 인한 기관지 경련과 고농도 요중 5-하이드록시인돌초산(hydroxyindoleacetic acid, HIAA) 때문일까? 내가 제대로 된 방향으로 가고 있나?

학생: (흥분하면서) 아닙니다 박사님!

Osler 박사: (무미건조하게) 그럼 요중 수산칼슘결석(calcium oxalate crystal)을 발견한 걸로 보이는군. 이건 에틸렌글리콜 과다복용을 뜻하는 것이지. 환자는 심한 대사성 산증에 대한 보상작용으로 쿠스마울 호흡을 하는 중일 테고. 혈장 삼투압차(osmolol gap)와 음이온차(anion gap)는 모두 확인했나? 4-methylpyrazole 투여는 시작했겠지? 신장내과에 투석 의뢰는 된 건가?

학생: (풀이 죽어서) 네, Osler 박사님. 말씀하신 조치를 모두 했습니다. 어떻게 아셨습니까?

Osler 박사: 회진 전에 자네들이 쓴 입원기록을 읽었지.

여기서 분명한 교훈은 학생이 게임을 시작하려 든다면 지도 전문의도 역질문공세에 재치 있게 대응할 수 있다는 점이다. 또 다른 미묘한 배울 점은 훌륭한 지도 전문의는 학습효과가 극대화될 때까지 학생의 질문을 효과적으로 방어하다가, 마지막에 좋은 교육적 요점 한두 개를 내놓는다는 것이다. Osler 박사의 고백 이후 의심의 여지없이 뒤따랐을 모두의 폭소는 사기 진작과 질문공세 과정에서의 개인적인 긴장감 해소에 도움이 되었을 것이다.

질문공세에 대한 옹호

Brancati는 질문공세가 제대로만 이루어진다면 즐거움과 교육적 효과를 동시에 줄 수 있고, '질문공세를 받은 이들의 혈기왕성한 사기(a feisty esprit de corps)'를 이끌어낼 수 있다며 이를 옹호한다. 회진 중의 의견교환이 과도하거나 산만해지는 문제를 피하기 위해 그는 예방적 대책을 취한다.

"저는 로테이션을 시작할 때 개별적으로 학생과 인턴을 불러 환자 진료와 의학교육에 있어서 스타일과 실질을 구분할 것이라고 설명합니다. 제가 학생과 인턴을 평가할 때는 질문공세에 대한 대처 능력이 아니라, 지금 담당하고 있는 환자들과 관련한 정직성, 철저함, 의학지식을 기준으로 삼을 것이라는 점을 강조합니다."[7]

심리적 안전감(psychological safety)은 효과적이고 교육적인 질문공세를 위한 매우 중요한 전제 조건이다. Amy Edmondson에 따르면 "구성원들이 대인간 신뢰를 느끼고, 상호존중을 받으며, 가치 있다고 여겨지고, 모욕이나 적대감의 위협이 최소화되어 있다면 심리적으로 안전함을 느낄 것이다."[9] 안전하고 편안한 분위기라면 학생들은 회진 때 이루어지는 소크라테스식 토론에 기꺼이 참여할 것이다. 단, 질문공세의 질문이 타당해야 하고, 토론은 쌍방향으로 열려 있어야 하며, 질문자의 목적이 기선제압이 아닌 교육에 있어야 한다.

학생들은 실제로 질문공세에 대해 어떻게 생각할까? 졸업학년 학생 11명을 대상으로 한 설문조사에서는 모든 학생이 질문공세의 위계적 성격을 이해하고 있었고, 전문의와 레지던트가 이를 학생 의학지식의 평가도구로 활용한다는 것을 알고 있었다. 그리고 놀랍게도 일부 학생이 악의적 질문공세를 겪었음에도 11명 모두가 "질문공세 및 그 교육적 도구로써의 효과성에 대해 긍정적"이었다.[10] 물론 매우 작은 표본이지만, 학생들이 질문공세의 목적을 이해하고 견딜 수 있으며 오히려 긍정적으로 여길 수 있음을 시사한다.

질문공세에 대한 대응방법

1. 회진 중에 질문을 받으면 최선을 다해 답변하라. 답을 모르면 모른다고 말하라. 훌륭한 지도 전문의라면 다른 질문을 이어나가면서 결국 정답에 닿도록 이끌 것이며, 그 과정에서 유용한 가르침을 줄 것이다.
2. 환자에 대해 자세히 파악하고 진단 및 치료계획을 숙지하라. 회진 중에 환자 관리에 대한 모든 주제의 질문은 부당한 질문이 아니다.
3. 의사로서의 수련과정에 있어 상황에 맞게 생각하고 실시간으로 문제를 해결할 수 있어야 한다는 점을 이해하라. 침착함을 유지하고, 도움이 필요하다면 질문을 하거나 증례에 대한 스스로의 견해를 피력하라.
4. 적대적이거나 공격적이고 모욕적인 태도로 질문하는 지도 전문의나 레지던트가 있다면 꿋꿋하게 대응하라. 예의를 갖추되 단호하게 그들의 교수법은 도움이 되거나 효과적일 수 없다는 점을 말하고 접근방식을 바꿔줄 것을 요청한다. 이를 말하기가 너무 어렵다면 임상실습 책임자 또는 실습조장에게 다른 팀으로의 이동 배치를 부탁하도록 한다. 불량한 근무환경을 견디는 것은 어느 때라도 좋은 생각이 아니다.
5. 역할을 바꿔 지도 전문의에게 역질문공세를 하는 것을 두려워하지 않는다. 위계가 잠시 없어지고 자유로이 쌍방향 질문이 오갈 때 훌륭한 토론이 가능해진다.

참고문헌

1. Stanton C, Pierach CA, Kleinman JG, Rustin TA, Brancati FL. Pimper pimped. JAMA. 1989;262(18):2541–2.
2. Brancati FL. Pimping: in reply. JAMA. 1990;263(12):1633.
3. Detsky AS. The art of pimping. JAMA. 2009;301(13):1379-81.
4. Ausiello DA. Introduction of Samuel O. Thier, MD: 2008 Association of American Physicians George M. Kober Meda. J Clin Invest. 2008;118(11):3805–11.
5. Brancati FL. The art of pimping. JAMA. 1989;262(1):89-90.
6. Kost A, Chen FM. Socrates was not a pimp: changing the paradigm of questioning in medical education. Acad Med. 2015;90(1):20-4.
7. McEvoy JW, Shatzer JH, Desai SV, Wright SM. Questioning Style and Pimping in Clinical Education: A Quantitative Score Derived from a Survey of Internal Medicine Teaching Faculty. Teach Learn Med. 2019;31(1):53-64.
8. Brancati FL. Pimper pimped: in reply. JAMA. 1989;262(18):2542.
9. Stoddard HA, O'Dell DV. Would Socrates Have Actually Used the "Socratic Method" for Clinical Teaching? J Gen Intern Med. 2016;31(9):1092-6.
10. Wear D, Kokinova M, Keck-McNulty C, Aultman J. Pimping: perspectives of 4th year medical students. Teach Learn Med. 2005;17(2):184-91.

제13장

5분 스피치의 기술

'학생-교육자'가 되는 방법

임상실습을 시작하는 고학년이 되면서 학생은 인턴 시기를 제외하면 가장 가파른 학습곡선과 마주하게 된다. 병력청취, 증례발표, 감별진단 등을 익히느라 고군분투하는 와중에 임상정보가 홍수처럼 밀려오는 상황에서, 학생들에게 교육자 역할까지 기대하는 것은 거의 불가능해 보인다. 그럼에도 불구하고 대부분의 지도 전문의와 레지던트는 특히 회진 시에 제기되는 질문에 답하는 간결하고 집중력 있는 간결한 5분 스피치 형태의 학생교육을 염두에 두고 있다. 주제에 대해 신속하게 조사하여 환자 진료에 도움이 되는 선명하고 간결한 5분 스피치를 해낼 수 있는 학생은 팀원들로부터 찬사를 받는다. 더욱이 가르치는 일은 자료를 숙지하고 그 의미에 대해 신중하게 생각해야 한다는 점에서 이것만큼 학습역량을 신장시키는 방법도 없다. 짧은 발표를 자주 하는 학생은 이를 통해 많은 배움을 얻게 되며 가르치는 기술에 대한 자신감도 기를 수 있다.

왜 하필이면 5분 스피치인가? 2분으로는 어떤 주제라도 겉핥기에 불과하고, 10분은 6분이 지나면 키보드에 처방을 입력하기 시작하는 대다수 인턴의 집중력의 한계를 뛰어넘는 시간이다.

5분은 초점이 맞춰진 임상질문에 답하거나, 논문을 요약하거나, 임상 소발표(clinical vignette)를 하기에 충분하면서도, 청중의 흥미와 참여를 유지할 수 있는 시간이다. 5분 스피치는 바쁜 근무 중에도 시간을 쪼개 환자 진료를 개선할 수 있는 임상질문에 대한 해답을 제공한다.

5분 스피치에는 간결함, 체계성, 명쾌한 사고 흐름이 필요하다. 발표를 계획하고 준비할 때 다음의 권고들을 참고하시라:

범위 한정하기

'만성폐쇄폐질환'이나 '심부전'은 짧은 발표에서 다루기에는 너무 범위가 넓은 주제다. 관련성 있는 임상질문을 찾아 범위를 좁히는 것이 중요하다. 며칠 전 만성폐쇄폐질환이 악화되어 입원했다가 호전되어 곧 퇴원 예정인 환자가 있다고 가정해 보자. 회진 중에 퇴원하는 환자에게 장기 또는 단기 스테로이드 감량요법(taper)을 적용해야 할지에 대한 질문이 나왔다. 이런 것이 바로 5분 스피치의 완벽한 주제다. 또한, 최근의 폐활량측정(spirometry)상 환자의 1초간 강제호기량(FEV_1)이 52%에 불과했는데도, 입원 이전에 장기작용 기관지확장제(long-acting bronchodilator, LABD)를 처방받고 있지 않았음을 알았다. 퇴원약으로 budesonide/formoterol이나 tiotropium을 처방해야 하는가? 만성폐쇄폐질환에 대한 장기작용 기관지확장제 투여 적응증도 좋은 발표 주제가 될 것이다. 마지막으로 틀에서 좀 벗어난 생각이지만, 만성폐쇄폐질환 환자에 베타차단제 투여 시 나타나는 뜻밖의 이점(전반적인 사망률 감소, 악화 위험 저하)에 대한 간단한 발표도[1] 적극적인 토론을 이끌어낼 수 있다. 표 13.1은 5분 스피치로 다루기에 너무 광범위한 주제와 5분 내에 잘 다룰 수 있는 임상적 주안점이 잘 맞춰진 주제를 제시한다. 만성폐쇄폐질환이나 심부전에 대해 알고 있는 모든 내용을 말하고 싶은 유혹을 떨쳐내야 한다. 좋은 소발표 준비의 핵심은 답해야 할 구체적인 임상 질문에 레이저를 쏘듯 집중하는 것이다.

표 13.1 임상적 관련성에 초점이 맞춰진 5분 스피치 주제의 예시

너무 광범위한 주제	임상적 관련성에 초점이 맞춰진 주제
만성폐쇄폐질환	✓ 만성폐쇄폐질환 악화 시 Corticosteroid 단기 요법과 장기 감량 요법의 효과 비교
	✓ 장기작용 기관지확장제(long-acting bronchodilator) 시작 시점
	✓ 중증 만성폐쇄폐질환에 대한 베타차단제 투여의 잠재적 이점
울혈성 심부전	✓ 심부전에서의 spironolactone 활용
	✓ 빈맥이 유발하는 심근병증
	✓ 이식형 좌심실 보조장치의 적응증
2형당뇨병	✓ 케톤증 경향 2형당뇨병(ketosis-prone type 2 diabetes)의 감별 및 치료
	✓ DPP-4 억제제의 적응증
	✓ Sulfonylurea 처치와 지방간의 상관성
심방세동	✓ 심장박동수(heart rate) 조절과 심장리듬 조절의 비교
	✓ 심방세동에 대한 CHADS-2 점수 적용
	✓ Amiodarone의 적응증
급성신손상	✓ 급성 세뇨관 괴사의 임상 및 병리학적 특징
	✓ 나트륨 분획 배설률(factional excretion of sodium, FENa)과 요소 분획 배설률(fractional excretion of urea, FEUrea)을 활용한 급성신손상 진단
	✓ 급성신손상에서의 호산구 증가증의 중요성

너무 광범위한 주제	임상적 관련성에 초점이 맞춰진 주제
빈혈	✓ 철결핍성 빈혈의 단계
	✓ 평균적혈구용적(MCV)과 적혈구분포폭(red cell distribution width)의 해석
	✓ 급성 빈혈에서 분혈적혈구(schistocytes)의 중요성
간경변의 관리	✓ 금주
	✓ 정맥류 감시
	✓ 간경변에 대한 베타차단제 활용
	✓ 간병변에 대한 이뇨제 활용
	✓ 간성 뇌병증 예방 및 치료약제
	✓ 다량복수천자술(large-volume paracentesis, LVP)
	✓ 간신증후군에 대한 albumin, midodrine 및 octreotide
	✓ 목정맥경유간속문맥전신순환지름술(transjugular intrahepatic portosystemic shunt, TIPS 시술)

깊이 파고들기

임상질문을 조사할때는 질문의 맥락과 논란 및 불확실성이 있는 영역을 완전히 이해하기 위해 깊이 파고드는 것이 매우 중요하다. 예를 들어 대수술을 앞둔 환자에 대한 베타차단제 치료가 심장합병증의 위험을 줄일 수 있다고 가정해 보자. 수술 전후 베타차단제 처방에 대한 문헌들을 피상적으로 검토한 결과 일상적인 사용을 권장하기에는 효능과 안전성에 대한 데이터가 충분하지 않다는 것만 알 수 있다. 좀 더 자세히 살펴보면 베타차단제 연구의 얽히고설킨 역사를 알 수 있는데, 한 건의 무작위 대조 임상시험(POISE)은 심각한 과잉치료 효과로 훼손되었으며, 두 건의 무작위 임상시험(DECREASE-I 및 DECREASE-IV)은 베타차단제의 극적인 위험감소 효과를 보였으나 심각한 학술 부정행위로 얼룩져 있다.[2] 더 나은 근거를 기다리는 동안 수술 전후 베타차단제의 장단점에 대해서는 각 환자별로 살펴보아야 한다.[3] 만성폐쇄폐질환 악화에 대한 corticosteroid 치료 기간 관련 문제에서, 최근 연구에 따르면 5일 요법과 14일 요법은 재입원율, 재삽관율, 6개월 후 재악화율에 유의미한 차이가 없는 것으로 나타났다.[4, 5] 5일 요법을 사용하면 치료 실패의 위험 증가 없이 corticosteroid 노출을 크게 줄일 수 있다. 여기서 핵심은 여러 임상연구에서 이런 결과가 일관되게 나타났다는 점이며, 문헌을 자세히 살펴보면 5일 요법에 대한 매우 강력한 근거를 확인할 수 있다.

깊이 파고든다는 것은 임상 의사결정이나 권고의 의미 및 후속효과를 고려한다는 의미이기도 하다. 예컨대 좌심실 보조 장치(left ventricular assist device, LVAD)는 말기 심부전 환자에게 심장이식수술을 위한 가교인 동시에 궁극적 치료(destination therapy)로 활용된다. 이런 장치는 삶의 질을 향상시킬 수 있지만, 환자와 의사는 주요 출혈(major bleeding, 역자 주 - hemoglobin 수치가 2 g/dL 이상 감소하거나 2단위 이상 적혈구 수혈이 필요할 정도의 출혈), 감염, 펌프 혈전증(pump thrombosis, 역자 주 - LVAD와 같은 이식형 혈액 펌프 장치의 생체부적합성으로 다양한 문제가 발생하여 혈액의 흐름이 막히는 부작용. 펌프 교체를 위해 반복 수술이 필요하거나 사망에 이를 수 있는 가장 중대한 합병증 중 하나) 우심부전, 장치 오작동 및 뇌졸중을 비롯한 합병증 위험이 대단히 높다는 점을 이해해야 한다.[6] 일부 말기 심부전 환자는 LVAD 이식의 위험과 부담, 그리고 불확실한 이점을 수용하기보다는 편안함과 완화에 주안점을 두는 것을 선호한다. 심부전에서의 LVAD 사용에 대한 모든 논의에서는 생존 통계(survival statistics)뿐만 아니라 이런 장치에 대한 환자 경험의 여러 측면을 검토해야 한다.

주요연구 인용하기

임상질문에 답하는 데 필요한 임상시험, 진료지침 및 기타 근거들을 찾으려면 PubMed MeSH 검색(9장에 설명된 대로)을 활용한다. 무작위 대조 임상시험이 부족하다면 코호트 및 사례 대조 연구, 증례군 연구, 증례보고 등 다른 적절한 형태의 근거를 발표 시에 논평해야 한다. 이런 짧은 발표 시에는 고전적인 연구를 인용하는 것이 좋다. 예를 들어 최근 대장암을 진단받고 우측 하지 심부정맥혈전증(DVT)을 보이는 환자의 경우라면 CLOT 임상시험(2003)에 대해 토론하는 것이 중요하다. CLOT임상시험은 악성 종양환경에서 저분자량 헤파린(low-molecular-weight heparin, LMWH)이 와파린에 비해 재발성 정맥혈전색전증 예방에 우수하다는 사실을 최초로 입증하였다.[7] 만약 비보상성 급성 심부전(acute decompensated heart failure)으로 박출률(ejection fraction, EF)이 30%인 환자를 입원시킨다면 RALES임상시험(1999)을 인용할 수 있다. RALES임상시험은 표준치료에 spironolactone 25 mg을 추가하여 박출률 35% 미만의 심부전 환자에서 모든 원인에 의한 사망률을 줄일 수 있음을 보여주었다.[8] CLOT이나 RALES 같은 고전적 임상시험은 환자 진료의 최적화에 중요함을 넘어 현대의학 발전사의 이정표이므로 읽고 쓸 줄 아는 모든 의사는 이런 연구들을 잘 알고 있어야 한다. 강력한 교훈과 고전적인 논문에 대한 간결한 고찰이 포함된 짧은 발표는 5분의 시간을 효과적으로 사용하는 방법이다.

개요 작성하기

너무 자세한 내용은 5분 스피치를 망치기 쉽다. 정보는 좋은 것이지만, 너무 많은 정보는 심한 지루함을 줄 수 있다. 지나친 설명을 피하는 가장 좋은 방법은 발표의 주요 요점에 초점을 두어 개요를 작성하는 것이다. 예컨대, 복수를 동반한 간경변 관리에서의 이뇨제 투여에 대한 발표 주요 요점은 다음과 같을 수 있다:

- 복수가 있는 간경변에서의 이뇨제 치료 적응증
- 이뇨제 치료 시 병행하는 저염 식단의 중요성
- 루프 이뇨제만으로는 저알부민혈증 상태에서 효과가 떨어짐 - 근위곡세관(proximal convoluted tubule)으로의 이송을 위해 단백질 결합 필요
- Spironolactone이 보다 효과적 - 단백질 결합 불필요, 항알도스테론 효과
- 칼륨 항상성 유지에 있어 spironolactone과 furosemide의 5:2 비율의 중요성
- 과다이뇨의 위험성: 간신 증후군(hepatorenal syndrome)
- 이 같은 권고들을 환자에 적용하는 방법

Reference: Pedersen et al. [10]

이상의 6가지 주요 교훈은 각각 1분이면 간결하게 설명 가능하다는 점에서 5분 스피치의 목표에 근접할 수 있다. 발표를 마칠 때쯤엔 검사 결과가 환자에게 어떻게 적용되는지에 대해 간략하게 언급하는 것이 항상 유용하다: “spironolactone 100 mg과 furosemide 40 mg을 매일 복용한 결과 칼륨 수치가 정상 범위로 유지되고 있습니다. 이

뇨제 처치를 통해 지난주 시행한 초기 다량복수천자술(large-volume paracentesis, LVP) 이후 복수는 재발하지 않았습니다. 환자의 복수는 이뇨제에 반응하는 것으로 보입니다." 마지막으로 참고문헌(이 경우 리뷰논문)은 관심 있는 팀원들에게 해당 주제를 더 심도 있게 검토할 수 있는 기회를 제공한다.

다음은 알코올 금단 증후군 치료를 위해 benzodiazepines의 대체약물로 gabapentin을 활용하는 것에 대한 5분 스피치의 개요다. Gabapentin과 lorazepam을 비교한 최초의 무작위 이중맹검 임상시험[9]을 인용하고 논의한다.

- 알코올 금단에 대한 benzodiazepines 투여의 단점: 졸음, 인지장애, 호흡저하(respiratory depression), 남용 가능성
- Gabapentin 작용 기전: GABA 작용성, 금주 후 나타나는 낮은 GABA/높은 glutamate 상태를 역전시킴. 알코올 금단에서 특징적인 뇌 과잉 활동 상태를 정상화
- Gabapentin의 장점: 졸음 감소, 알코올 갈망 감소, 간대사 없음, 형태 변화 없이 소변으로 배설, 중등도의 부작용 내역

Myrick 등에서 인용[9]

- 100명 환자 대상 무작위, 이중맹검 임상시험
- 외래환자의 알코올 금단증상에 대한 Lorazepam 대 고용량 또는 중간 용량 gabapentin 비교
- 알코올 금단의 중증도는 12일간 CIWA-Ar로 측정하고, 알코올 섭취는 구두 보고(verbal report)와 호흡 음주측정(breath alcohol levels)으로 모니터링
- CIWA-Ar 점수는 모든 그룹에서 시간에 따라 감소. 고용량 gabapentin은 통계적 우위(p=0.009)를 보였으나 임상적으로는 lorazepam과 유사하였음(그림 13.1)
- Gabapentin 환자는 치료 및 치료 후 기간 동안 음주 확률이 낮았음
- 또한, gabapentin군은 lorazepam에 비해 갈망, 불안 및 졸음이 적었음
- 우리 병원은 CIWA 기반 gabapentin 프로토콜을 도입하였음(유인물)

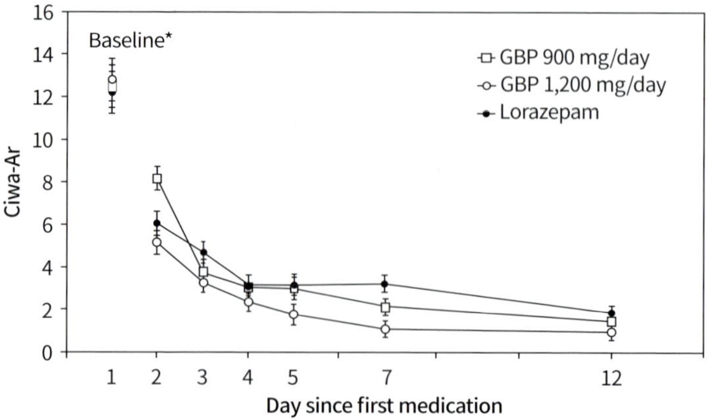

그림 13.1 Lorazepam 및 gabapentin으로 치료한 12일 동안의 CIWA-Ar 알코올 금단 증상 점수(Copyright Clearance Center, Inc.를 통해 전달된 Myrick[9] 등의 허가하에 John Wiley and Sons Inc.의 허가를 받아 재출판.)

환자 진료와의 관련성 유지하기

임상질문을 조사하고 결과를 발표했으면 배운 내용을 실제 환자의 사례에 적용한다. 예를 들어 환자가 가장 최근에 COPD 악화로 14일간 corticosteroid 감량요법을 받았다면, 이번 입원 시에는 훌륭한 근거에 기반하여 5일 요법으로 전환하는 것이 합리적일 것이다. 반면에 환자가 prednisone 5일 고용량 요법(burst)을 받았음에도 지난 6주 사이에 만성폐쇄폐질환으로 두 번이나 재입원했다면, 연구 결과를 인정하되 5일 요법으로 두 번이나 치료에 실패한 이 환자의 증례에는 14일 요법이 필요하다고 주장할 수도 있다. 요점은 무작위 대조 임상시험과 진료지침은 인구 단위로 적용되는 것이지 모든 개별 환자에게 반드시 맞는 것은 아니라는 것이다. 환자의 고유성을 간과해서는 안 된다.

한 페이지 분량 유인물로 조사 결과 요약하기

5분 스피치의 요점을 간결하게 요약한 한 페이지 분량의 유인물을 배포하도록 한다. 요약본 유인물을 간결하게 만들고 불필요한 수고를 덜기 위해서는 개요를 그대로 활용한다(필요에 따라 편집할 수도 있다). 발표 시에 인용한 연구의 주요 수치나 표는 반드시 포함시킨다.

요약본은 주요 교훈을 확고하게 정리하는 데 도움이 되며, 다른 팀원들에 대한 배려와 존중을 나타내는 것이기도 하다. 또한 발표내용을 뚜렷하게 기억할 수 있도록 해주는 역할도 한다. 일련의 주간 발표의 유인물은 학생-교육자로서의 '포트폴리오'로 쓰일 수 있으며, 최종 평가시기에 임상실습 책임자에게 제출하여 교육 활동에 있어서의 강점을 어필할 수 있다.

참고문헌

1. Du Q, Sun Y, Ding N, Lu L, Chen Y. Beta-blockers reduced the risk of mortality and exacerbation in patients with COPD: a meta-analysis of observational studies. PLoS One. 2014;9(11):e113048.
2. Wijeysundera DN, Duncan D, Nkonde-Price C, Virani SS, Washam JB, Fleischmann KE, et al. Perioperative beta blockade in noncardiac surgery: a systematic review for the 2014 ACC/AHA guideline on perioperative cardiovascular evaluation and management of patients undergoing noncardiac surgery: a report of the American College of Cardiology/American Heart Association Task Force on practice guidelines. J Am Coll Cardiol. 2014;64(22):2406-25.
3. Cornia PB, Packer CD. Perioperative beta-blockade: where do we stand? SGIM Forum. 2015;38(3):5, 14–5.
4. Leuppi JD, Schuetz P, Bingisser R, Bodmer M, Briel M, Drescher T, et al. Short-term vs conventional glucocorticoid therapy in acute exacerbations of chronic obstructive pulmonary disease: the REDUCE randomized clinical trial. JAMA. 2013;309(21):2223-31.
5. Poon T, Paris DG, Aitken SL, Patrawalla P, Bondarsky E, Altshuler J. Extended Versus Short-Course Corticosteroid Taper Regimens in the Management of Chronic Obstructive Pulmonary Disease Exacerbations in Critically Ill Patients. J Intensive Care Med. 202;35(3):257-63.
6. Kilic A, Acker MA, Atluri P. Dealing with surgical left ventricular assist device complications. J Thorac Dis. 2015;7(12):2158-64.
7. Lee AYY, Levine MN, Baker RI, Bowden C, Kakkar AK, Prins M, et al. Low-molecular-weight heparin versus a coumarin for the prevention of recurrent venous thromboembolism in patients with cancer. N Engl J Med. 2003;349(2):146-53.
8. Pitt B, Zannad F, Remme WJ, Cody R, Castaigne A, Perez A, et al. The effect of spironolactone on morbidity and mortality in patients with severe

heart failure. Randomized Aldactone Evaluation Study Investigators. N Engl J Med. 1999;341(10):709-17.

9. Myrick H, Malcolm R, Randall PK, Boyle E, Anton RF, Becker HC, et al. A double-blind trial of gabapentin versus lorazepam in the treatment of alcohol withdrawal. Alcohol Clin Exp Res. 2009;33(9):1582-8.

10. Pedersen JS, Bendtsen F, Møller S. Management of cirrhotic ascites. Ther Adv Chronic Dis. 2015;6(3):124-37.

제14장

구두 증례발표의 향후 과제

병상 곁의 신기술

의학 분야에서는 최근 영상기술, 로봇 공학(robotics), 약물유전체학, 표현형 모니터링(phenotypic monitoring), 의료정보학(medical informatics), 인공지능 등의 발전이 이런 새로운 기술의 복잡성과 의미를 이해하기 위해 고군분투하는 의사들을 힘든 시험대에 오르게 만들고 있다. 반짝이는 새 청진기와 최신 기초과학 교육으로 무장한 고학년 학생들은 전임상 연구를 통해 미래충격에 어느 정도 면역이 되어 있고, 많은 신기술을 이해하지만 임상의학 지식이 부족하여 이를 환자에게 적용하는 데 어려움을 겪는다. 더 많은 환자를 보고 경험을 축적하면서 학생들은 전체를 보는 감각을 키우기 시작하며, 이는 신기술을 평가하고 받아들이는 데 도움이 된다.

임상의학과 기술이 병상에서 융합됨에 따라, 학생의 구두 증례 발표는 이런 다양한 요소가 상호작용함으로써 새로운 무언가, 즉 환자의 살과 피, 게놈 데이터, 예측 분석, 첨단 진단 영상이 연금술로 탄생하는 장이 된다. 오늘날의 새로운 정밀의학 환자는 신규로 폐암 진단을 받은 61세 남성이라고 말하는 대신, “티로신 키나아제 억제제 요법에 반응할 가능성이 높은, PET CT 병기 T2aN1M0 EGFR변이 양성 비소세포성 폐암 환자" - 셰익스피어가 "오 멋진 신세계, 이런 사람들이 사는 곳(O brave new world, that has such people in it)"이라 썼던 것처럼 - 로 설명할 수 있다.

시간이 흐름에 따라 기술이 가져온 변화는 구두발표의 언어와 형식을 바꾸기 시작할 것이다(표 14.1). 예컨대, 환자의 '약물 유전체 프로파일' 또는 '관련 돌연변이'에 대한 정보가 과거력과 가족력 사이에 자리 잡으면서, 의무기록 및 구두발표의 일부항목이 될 것으로 예상할 수 있다. 마찬가지로 미국 의과대학에서 초음파 교육이 빠르게 확대됨에 따라,[1] 병상 초음파 소견이 예정된 신체검진의 일부가 될 것이며, 폐 검진을 예로 들자면 초음파상의 A-선, B-선 및 폐 슬라이딩이 수포음(rales), 건성수포음(rhonchi), 에고포니(egophony)와 함께 (또는 아마도 대체하여) 기술되는 일이 일상이 될 것이다. 진단평가 및 치료계획상 데이터마이닝 기술과 인공지능은 감별진단을 돕고 신뢰할 수 있는 통계적 확률을 추가하여 치료 의사결정을 지원한다. 궁극적으로는 그 어느 때보다 높은 진단 및 예측력을 잠재적으로 갖춘 구두발표가 활성화될 것이다. 당연한 이야기지만, 이는 학생이 새로운 기술을 눈앞의 임

표 14.1 구두 증례발표의 새로운 요소

새로운 요소	구두 증례발표에서의 위치
'약물 유전체 프로파일' 또는 '관련 돌연변이'	현병력/과거력/검사실 검사 결과/진단평가 및 치료계획
병상 초음파 소견	신체검진
데이터마이닝 기술 및 예측분석	진단평가 및 치료계획
인공지능	진단평가 및 치료계획

상 상황에 얼마나 잘 적용할 수 있는지에 달려있다. 잘못된 질문에 대한 훌륭한 답변은 고통받는 환자에게 어떤 도움도 되지 않는다.

애매모호한 증례를 살펴보는 세 가지 방법

다음 증례는 최근 호흡곤란 및 일과성허혈발작이 발생한 환자로 호흡곤란의 기저원인이 무엇인지 진단이 어려운 상황이다. 아래의 증례 설명에 이어서, 현재 및 가능한 미래 기술이 구두 증례발표에 초점을 둘 수 있는 방법을 보여주기 위해 세 가지 가상의 학생 평가를 제시했다:

> 59세 아프리카계 미국인 남성으로 잘 조절되지 않는 고혈압, 2형당뇨병, 비만, 60갑년 흡연력이 있는 환자에게 3일 전부터 운동성 호흡곤란 및 천명음이 발생했다. 호흡곤란은 시작한 지 몇 시간 사이에 빠르게 진행되었다. 환자는 2-베개 기좌호흡이 있으나 발작성 야간호흡곤란(paroxysmal nocturnal dyspnea, PND)은 없으며, 지난 일주일 동안 만성 발목부종이 심해졌다고 말했다. 환자의 체중은 3개월 사이 약 2.27 kg(역자 주 - 원서에는 5 pound) 늘었다. 흉통, 두근거림, 발열, 오한, 발한이나 기침은 없다. 최근의 수술, 여행 또는 부동화(immobilization) 병력이 없으며, 정맥이나 동맥 혈전색전성 질환 과거력 및 가족력도 없다. 환자는 입원 2일 전에 우측 상하지의 위약감과 말이 어눌해지는 증상도 있었으나 30분 내에 완전히 사라졌으며, 뇌졸중이나 유사질환의 과거력은 없다고 하였다. 복용 중인 약물은 aspirin, lisinopril, hydrochlorothiazide, metformin 및 atorvastatin이다.
>
> 신체검진 시 활력징후는 36.89℃(역자 주 - 원서에는 98.4℉로

만 표기), 96, 22, 196/112였고, 산소포화도는 실내공기에서 89%였다. 비만과 짧은 목 때문에 경정맥압을 평가하기가 어렵지만 약 8 cm 정도로 보인다. 경부 및 늑간의 호흡보조근 사용은 없다. 폐청진 결과 공기흐름은 양호하며, 희미한 양측기저부 수포음(bibasilar rales)과 함께 중등도의 미만성 천명음이 들리고 건성수포음, 에고포니 또는 타진 시 탁음 등은 없었다. 심음은 심잡음이나 마찰음 동반 없이 S4S1S2가 규칙적으로 들린다. 복부는 부드럽고 압통이 없으며 종괴나 장기종대도 관찰되지 않는다. 사지에는 양측 다리에서 종아리 중간에 걸쳐 발과 전경골에 경미하면서 1+ 정도에 해당하는 부종이 있다. 신경학적 검진에서는 실어증(aphasia), 명칭실어증(anomia) 및 구음장애 등이 없는 정상 발화가 가능했으며 뇌신경II-XII, 전반적인 운동과 감각 및 심부건반사, 소뇌검사도 모두 정상 결과였다.

심전도: 분당 96의 정상 동조율(sinus rhythm), 정상 P-R 간격, Q파 없음, 정상 QRS 및 QTc, 측면 리드의 strain pattern을 동반한 전압 기준(voltage criteria)상의 좌심실 비대(left ventricular hypertrophy, LVH).

검사실 검사 결과: BUN 22, 크레아티닌 1.3(참고치 1.1), 칼륨 3.4, CO2 32, 당 186, 동맥혈가스분석(실내공기) 7.36/46/68/32/89%, D-이합체 226 (0-500), Pro-뇌성나트륨이뇨펩타이드(brain natriuretic peptid, BNP) 864. 트로포닌 연속측정 음성.

흉부 X선 PA/Lat: 경계성 심비대, 경미한 울혈 가능성, 흡기 불량, 침윤 또는 삼출 없음.

두부 컴퓨터단층촬영: 미세혈관의 만성 허혈성 변화, 급성 비정상 소견 없음.

심장초음파: 좌심실박출률(left ventricular ejection fraction, LVEF) 50-55%, 2도 이완기 기능장애, 심각한 판막질환 없음, 난원

공개존(patent foramen ovale, PFO)의 증거를 동반하지 않은 미세 기포 식염주 주입검사 음성.

2019년의 전통적인 진단평가 및 치료계획

이 환자는 59세 남성으로 잘 조절되지 않는 고혈압, 2형당뇨병, 60갑년 흡연력을 가진 환자로 3일간의 호흡곤란, 천명음, 기좌호흡과 함께 2일 전부터 일과성허혈발작으로 볼 수 있는 증상이 나타났습니다. 진찰 결과 저산소혈증이 있었고, 가벼운 체액과다 및 중등도의 만성폐쇄폐질환 악화에 부합하는 소견이 보였습니다. 심장초음파검사 결과 이완기 기능 장애가 확인되었으며, 조절되지 않은 고혈압은 이완기 기능 장애가 있는 환자의 비보상성 급성 심부전(ADHF)의 위험요인입니다. 그러나 가슴X선상 심부전 소견이 분명하게 보이지 않고, 체중 증가나 하지 부종도 극히 가벼우며 Pro-BNP가 해당 연령대 경계범위 내에 있습니다.[2] 호흡곤란은 심부전뿐만 아니라 만성폐쇄폐질환에서도 발생할 수 있습니다.[3] 폐색전증은 Wells 점수가 0점이고 D-이합체가 정상인 점을 감안하면 가능성이 낮으며, 기흉이나 폐렴 또는 급성 기관지염을 뒷받침하는 증거는 없습니다. 일과성 허혈 발작과 관련하여 색전 증상을 동반한 발작성 심방세동(paroxysmal atrial fibrillation)은 호흡곤란과 심부전 증상의 갑작스러운 발병을 설명할 수 있는 가능한 병인입니다.

호흡곤란의 주 원인이 만성폐쇄폐질환인지 비보상성 급성 심부전인지 여부가 명확치 않기 때문에 경정맥 이뇨제, 베타작용제 네뷸라이저 및 predisone 5일투여 요법으로 두 질환을 모두 치료하면서 환자의 체액 상태(volume status)를 면밀히 모니터링할 것입니다. 또, 혈압을 좀 더 잘 조절되도록 하기 위해 환자의 현재 처방에 amlodipine을 추가할 것입니다. 일과성 뇌허혈발작의 경우 이차 뇌졸중 예방을 위해 aspirin과 clopidogrel 이중 항혈소판 요법을 무기한으로 처방하고,[4, 5] 두개내 또는 두개외 혈관협착을 평가하기 위해 자기공명혈관영상을 처방하고 원격측정(telemetry)으로 발작성 심방세동을 모니터링하며 추가적인 제안을 위해 신경과에 협진을 의뢰할 것입니다.

2019년의 향상된 기술을 활용한 진단평가 및 치료계획

이 환자는 59세 남성으로 잘 조절되지 않는 고혈압, 2형당뇨병, 60갑년 흡연력을 가진 환자로 3일간의 호흡곤란, 천명음, 기좌호흡과 함께 2일 전부터 일과성허혈발작으로 볼 수 있는 증상이 나타났습니다. 진찰 결과 저산소혈증이 있었고, 가벼운 체액과다 및 중등도의 만성폐쇄폐질환 악화에 부합하는 소견이 보였습니다. 그러나 환자의 폐초음파 검사 결과 폐부종 소견으로 볼 수 있는 여러 개의 B-선(그림 14.1)이 관찰되었고,[6] 초음파에서 관찰된 하대정맥 직경의 호흡에 따른 변동성 결여는 체액과다 및 비보상성 급성 심부전 진단을 뒷받침합니다.[7] 정상 박출률 및 심초음파상 이완기 기능 장애 소견으로 미루어볼 때, 잘 조절되지 않는 고혈압으로 인한 폐부종이 동반되는 박출률보존심부전(HFpEF)으로 보입니다. 일과성 허혈발작과 관련하여, 발작성 심방세동은 박출률보존심부전 환자에게서 색전성 일과성 허혈발작과 심인성 폐부종(rate-dependent pulmonary edema)을 모두 유발할 수 있습니다. 그렇지만 현재까지 원격측정에서 심방세동의 증거는 발견되지 않았습니다.

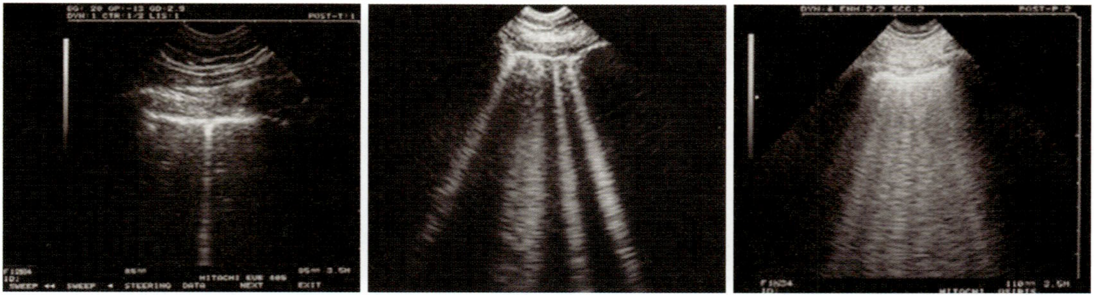

그림 14.1 B-라인. 좌측: 병리학적 유의성(경미한 균열일 수 있음)이 없는 고립된 B-라인이 하나 있는 건강한 피험자. 중앙 및 우측: 폐부종. 간질성 증후군(interstitial syndrome)의 확증적 특징으로서 두 갈비뼈 사이에 여러 개(3개 이상)의 B-라인이 보임. 이 패턴은 '폐 로켓(lung rocket)'으로 묘사됨. 중앙: 4-5개의 B-라인이 보임. 성인의 경우 두 개의 B-라인(흉막 선) 사이의 거리는 약 7 mm이므로 'B7-라인'이라 명명됨. B7-라인은 비후된 흉막하소엽간 중격(subpleural interlobular septa)과 관련이 있음. 오른쪽: B3-라인이라고 하는 7-8개의 B라인이 보임. (흉막 선에서 두 개의 B라인 사이 거리는 약 3 mm). B3-라인은 흉막하 간유리 병변(subpleural ground-glass lesions)과 관련이 있음.

(저작권 2009, Elsevier의 허가하에 Lichtenstein 등[12]에서 전재)

우리 계획은 환자에 대한 furosemide 정주로 이뇨를 시키고 베타 작용제 네뷸라이저로 기관지경련을 치료하며 amlodipine을 추가하여 혈압 조절 상태를 개선하는 것입니다. 심부전이 주된 문제이므로 부종 및 체액과다를 악화시킬 수 있는 corticosteroid 투여는 보류할 것입니다. 일과성 허혈발작에 대한 항혈소판 치료와 관련하여 clopidogrel에 대한 불량한 반응이 예측되는 CYP2C19 유전자의 다형성에 대한 약물유전체 검사를 뒷받침하는 몇 가지 근거가 있습니다. 최근 중국 연구에서는 clopidogrel과 aspirin 병용요법이 aspirin 단독 투여와 비교했을 때 CYP2C19 기능상실 대립유전자를 보유하지 않은 환자 하위그룹에서만 뇌졸중의 신규 발병 위험이 감소했습니다.[8] 불행히도 이 검사를 처방하면 10일이 소요되고 검사비용은 $379이며, 환자의 보험으로 보장되지 않습니다. 또한 현재 뇌졸중 또는 일과성 허혈발작 환자의 CYP2C19 검사에 대한 진료지침이 없습니다. 이런 걸림돌을 감안하여 우리는 프로토콜에 따라 clopidogrel과 aspirin을 처방할 것입니다.

동일한 환자에 대한 2029년경의 진단평가 및 치료계획

이 환자는 59세 남성으로 잘 조절되지 않는 고혈압, 2형당뇨병, 60갑년 흡연력을 가진 환자로 3일간의 호흡곤란, 천명음, 기좌호흡과 함께 2일 전부터 일과성허혈발작으로 볼 수 있는 증상이 나타났습니다. 그의 병력, 신체검진 결과(병상 초음파에서 확인된 여러 개의 B-라인 및 호흡시의 하대정맥 변동성 결여 소견 포함), pro-BNP 수치 864, 초기 폐부종을 뒷받침하는 흉부 X선 소견에 대한 '딥러닝' 판독[9]에 따르면, 왓슨 데이터베이스에서의 환자 비보상성 급성 심부전 확률은 92.4%입니다. 환자의 30일 분량 모바일 헬스 데이터를 검토한 결과, 발작성 심방세동

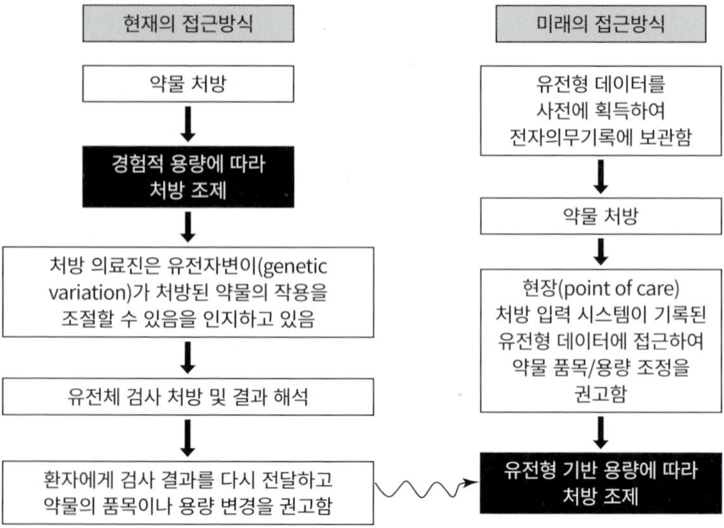

그림 14.2 유전체 정보를 처방에 통합하는 대조적인 접근방식. 좌측의 경로는 필요에 따라 유전자 검사를 실시하는 현재의 관행을 보여줌. 우측의 경로는 게놈 기반 전자의무기록에 유전자형 데이터(genotypic data)를 선제적으로 입력하면 어떻게 신속하고 효율적인 유전자형 유도 치료(genotype-guided therapy)로 이어질 수 있는지 보여줌. (Roden 등[10]의 허가하에 전재)

을 색전성 일과성 허혈 발작의 잠재적 원인에서 배제하고, 언어 및 운동 분석을 기반으로 일과성 허혈발작 증상 발생시기와 지속시간(38분)을 확인했습니다. 관련 유전체 처방 데이터(genomic prescribing data)[10]와 관련하여, 그의 입원 약물 유전체 패널(그림 14.2 "미래의 접근방식" 참조)에 따르면 그는 CYP2C19(이차 뇌졸중 예방을 위해 clopidogrel 대신 prasugrel으로 치료할 것)와 CYP2D6(매우 낮은 용량의 베타차단제 carvedilol로 치료를 시작할 것) 모두에 대해 대사가 불량한 것으로 나타났습니다. 환자는 하룻밤 동안의 furosemide 정주에 양호한 반응을 보였고, 신경학적 상태는 안정적입니다. 경정맥 이뇨제 및 베타-2 작용제 네뷸라이저를 지속 처방하면서 amlodipine과 carvedilol을 추가하여 혈압 조절을 최적화하고, 자기공명혈관영상을 처방하여 일과성 허혈발작 검사를 완료하며 퇴원 시 바이오센서 기반 재택 심부전 치료 프로토콜을 시작하여 약물순응도를 최적화하고 대상부전(decompenstation)의 초기 징후를 모니터링하여 재입원을 방지할 것입니다.[11]

향후 증례발표에서 표현형 모니터링, 첨단 병상 영상, 데이터 집적, 인공지능, '선제적' 약물 유전체학의 중요성에 주목하라. 이런 기술은 다양한 단계의 개발 및 구현 상태에 있으나, 다음 10년이 지나기 전에 이 모두가 완전히 활용될 것이라 확신할 수 있다. 그동안 미래를 준비하는 가장 좋은 방법은 이런 놀라운 신기술을 수용하고, 사용법을 배우고, 더 나은 기술을 만들어나가기 위해 노력하는 것이다.

참고문헌

1. Dinh VA, Fu JY, Lu S, Chiem A, Fox JC, Blaivas M. Integration of Ultrasound in Medical Education at United States Medical Schools: A National Survey of Directors' Experiences. J Ultrasound Med. 2016;35(2):413-9.
2. Januzzi JL, van Kimmenade R, Lainchbury J, Bayes-Genis A, Ordonez-Llanos J, Santalo-Bel M, et al. NT-proBNP testing for diagnosis and short-term prognosis in acute destabilized heart failure: an international pooled analysis of 1256 patients: the International Collaborative of NT-proBNP Study. Eur Heart J. 2006;27(3):330-7.
3. Dewar M, Curry RW Jr. Chronic obstructive pulmonary disease: diagnostic considerations. Am Fam Physician. 2006;73(4):669-76.

4. Lee M, Saver JL, Hong KS, Rao NM, Wu YL, Ovbiagele B. Antiplatelet Regimen for Patients With Breakthrough Strokes While on Aspirin: A Systematic Review and Meta-Analysis. Stroke. 2017;48(9):2610-3.

5. Johnston SC, Easton JD, Farrant M, Barsan W, Conwit RA, Elm JJ, et al. Clopidogrel and aspirin in acute ischemic stroke and high-risk TIA. N Engl J Med. 2018;379(3):215-25.

6. Lichtenstein DA, Mezière GA, Lagoueyte JF, Biderman P, Goldstein I, Gepner A. A-lines and B-lines: lung ultrasound as a bedside tool for predicting pulmonary artery occlusion pressure in the critically ill. Chest. 2009;136(4):1014-20.

7. Blehar DJ, Dickman E, Gaspari R. Identification of congestive heart failure via respiratory variation of inferior vena cava diameter. Am J Emerg Med. 2009;27(1):71-5.

8. Wang Y, Zhao X, Lin J, Li H, Johnston SC, Lin Y, et al. Association between CYP2C19 loss-of-function allele status and efficacy of clopidogrel for risk reduction among patients with minor stroke or transient ischemic attack. JAMA. 2016;316(1):70–8.

9. Yasaka K, Abe O. Deep learning and artificial intelligence in radiology: Current applications and future directions. PLoS Med. 2018;15(11):e1002707.

10. Roden DM, Wilke RA, Kroemer HK, Stein CM. Pharmacogenomics: the genetics of variable drug responses. Circulation. 2011;123(15):1661-70.

11. Stehlik J, Schmalfuss C, Bozkurt B, Nativi-Nicolau J, Wohlfahrt P, Wegerich S, et al. Continuous Wearable Monitoring Analytics Predict Heart Failure Hospitalization: The LINK-HF Multicenter Study. Circ Heart Fail. 2020;13(3):e006513.

12. Lichtenstein DA, Mezière GA, Lagoueyte JF, Biderman P, Goldstein I, Gepner A. A-lines and B-lines: lung ultrasound as a bedside tool for predicting pulmonary artery occlusion pressure in the critically ill. Chest. 2009 Oct;136(4):1014-20.

Index

ㄱ

ㅇ

ㅈ

ㅊ

ㅋ

ㅎ